# 精准取穴巧按摩

## 改善一身痛

刘明军◎编著

吉林科学技术出版社

图书在版编目（CIP ）数据

精准取穴巧按摩：改善一身痛 / 刘明军编著. --
长春：吉林科学技术出版社，2019.5
ISBN 978-7-5578-3386-2

Ⅰ．①精… Ⅱ．①刘… Ⅲ．①按摩疗法(中医) Ⅳ.
①R244.1

中国版本图书馆CIP数据核字(2017)第265474号

# 精准取穴巧按摩——改善一身痛

JINGZHUN QUXUE QIAO ANMO—GAISHAN YISHEN TONG

| | | |
|---|---|---|
| 编　著 | 刘明军 | |
| 出 版 人 | 李　梁 | |
| 责任编辑 | 孟　波　端金香　杨超然 | |
| 摄影模特 | 董月珉　王方明　王潇雅 | |
| 封面设计 | 长春创意广告图文制作有限责任公司 | |
| 制　版 | 长春创意广告图文制作有限责任公司 | |
| 幅面尺寸 | 167 mm×235 mm | |
| 字　数 | 200千字 | |
| 印　张 | 13 | |
| 印　数 | 7000册 | |
| 版　次 | 2019年5月第1版 | |
| 印　次 | 2019年5月第1次印刷 | |

| | |
|---|---|
| 出　版 | 吉林科学技术出版社 |
| 发　行 | 吉林科学技术出版社 |
| 地　址 | 长春市人民大街4646号 |
| 邮　编 | 130021 |

发行部电话/传真　0431-85677817　85635177　85651759
　　　　　　　　　85651628　85600611　85670016

储运部电话　0431-86059116
编辑部电话　0431-85659498
网　址　www.jlstp.net
印　刷　吉林省创美堂印刷有限公司

书　号　ISBN 978-7-5578-3386-2
定　价　45.00元

# 前言

## 传世瑰宝
### 你我家中的保健医师

中医，流传于千百年来的中华血脉中，是华夏子孙与病魔做斗争的神兵利器，其精妙的医学理论、丰富的诊疗手段，为无数的中华儿女解除病痛，使其重获健康。中医的外治疗法，包括按摩、针灸、刮痧、拔罐等，大多属于自然疗法，在中医治法中占有重要的地位，因其疗效显著、操作方便、经济实惠而受到老百姓的喜爱。很多人甚至可以通过学习一些简单的治疗方法在家中进行自我保健治疗，既免去了往返医院的奔波之苦，又节约了看病吃药的开销，可谓一举多得。

本系列图书以中医外治疗法为主，包括按摩疗法、艾灸疗法、刮痧疗法等。各位作者根据自己的专业和临床经验，精心总结了适合老百姓、在家中就能自我治疗的方法，不仅能有效地治疗和祛除常见病证，更具有安全、花费少、无不良反应等特点，使健康之法走入千家万户，为百姓的健康筑起一道坚实的城墙。

书中全面系统地介绍了各种疗法的基础理论、使用方法和注意事项，内容科学严谨，通俗易懂，使读者一看就懂、一学就会。本套书针对广大家庭中的各种常见病证，从头疼脑热、感冒咳嗽、颈肩腰痛，到糖尿病、高血压、高血脂、心脑血管等疾病，列举了这些病证的中医外治疗法中的经典选穴配方和操作方法。这些方法极其简单，每一步都配有图片展示，没有任何医学基础的人也能学会如何使用。

由于某些不健康的生活方式，大多数人尚处于亚健康状态中，需要学会一些方法来捍卫自己的健康，因此掌握一些必要的医学知识已是现代人迫不及待的需求。按摩疗法、艾灸疗法、刮痧疗法、手部反射区疗法都是祖国医学的传世瑰宝，本套图书可以帮助我们强身健体，何乐而不为呢。

当然任何一种疗法都有其自身的局限性，多种疗法配合使用往往效果更为显著。我们旨在为读者提供一种治病养生的方法，在医疗实践的同时更强调让读者可以自我实践。如果经一段时间的治疗没有达到理想的治疗效果，或病情有加重的趋势，需及时就医，请专业医生指导治疗，以免延误病情。

# 目 录

## 第三章
# 中老年病的按摩

## 第四章
# 女性病的按摩

# 第一章

## 从零开始
## 学按摩

# 按摩的历史

按摩疗法是一种古老的中医疗法，是指用手、掌、肘等身体部位或工具来回摩擦、揉捏或敲打身体表面的方法，可以用于治疗疾病，也可以用于家庭养生保健。

按摩，又称推拿或按跷，起源于人们的生活与生产实践，是我国劳动人民智慧的结晶。在很早以前，人们在耕作、劳动、狩猎时经常受伤，或者因为风吹、受寒、酷暑、潮湿等恶劣环境而导致疾病，处于本能的需要，往往用手按摩伤处，以缓解疼痛。经过日积月累，将偶然的行为逐渐发展为系统的方法，便演化出最古老的按摩疗法。

在我国，很早就有关于人们用按摩方法治疗疾病的记载。先秦两汉时期成书的《黄帝岐伯按摩十卷》就是第一部中医按摩疗法的专著。现存最早的中医典籍——《黄帝内经》中，也有"形数惊恐，经络不通，病生于不仁，治之以按摩醪药"的记载（出自《黄帝内经·素问·血气形志篇》）。在《史记·扁鹊仓公列传》中也有"上古之时，医有俞跗，治病不以汤药……而以桥引、案杌、毒熨等法"的记录，其中的"桥引""案杌"指的就是按摩。

按摩疗法根据用途的不同，可分为医疗按摩、保健按摩等多种方式。医疗按摩，顾名思义，就是以治病为目的的按摩疗法，手法要求相对专业。保健按摩的目的则是消除疲劳、增强体质、延年益寿、美容减肥，其手法多样、操作方便，可以自己做，也可以家人间互相按摩。

## 第二节 按摩的优点

中医疗法林林总总，门类很多，其中常用的包括针灸、刮痧、导引、按摩、中药等。与其他疗法相比，按摩疗法操作简便、经济实用。总体来说，具有以下优点。

### 安全有效

按摩疗法是一种没有创伤性且安全可靠的"自然疗法"，没有不良反应。无论是为了治疗高血压、糖尿病、跌打扭伤等病证，还是以非疾病治疗的强身健体、延年益寿为目的，通过进行正确按摩，都可以满足祛病、养生的需求。

### 不受环境限制

按摩疗法不会受到时间、地点、环境及其他各种各样条件的限制，无论是在办公室，还是在家里，或者在外出旅行的途中，都可以自己进行按摩护理，根据身体状况随时随地按摩，及时缓解身体的不适感。

### 易学易用

即使刚开始学习按摩疗法的初学者，也并不需要任何基础，只要对照经络穴位的分布图，就可以进行自我操作。

### 经济实用

按摩疗法是一种经济实用的中医保健方法，既可以徒手操作，也可以通过一些简单的按摩工具，甚至生活用品来进行。掌握了按摩疗法，可以省去往返医院、等待诊治的时间，也可以省去打针吃药的费用，是非常划算的自我保健方法。

11

第一章 从零开始学按摩？

# 按摩疗法的主要功效

按摩属于中医外治法范畴，以手或工具作用于人体体表的特定部位或穴位，通过调节机体自身的功能，从而达到防治疾病的目的。中医学认为通过手法作用可以平衡阴阳、调节机体功能、舒筋活络、活血化瘀、增强免疫、强身健体。

## 平衡阴阳，调节功能

人作为一个统一的整体，中医认为"阴阳失调，百病丛生"，说明一切疾病都是由于阴阳失调、脏腑功能紊乱所引起的。按摩疗法则可以通过对肌体体表一定部位或者穴位的良性刺激和神经反射作用，达到调节脏腑及某些器官组织的功能、平衡人体阴阳的目的。

阴阳失调 —导致→ 百病丛生 —按摩→ 祛病强身

## 舒筋活络，活血化瘀

经络是气血运行的通道，内联脏腑，外络肢节，使人体构成一个统一的整体。患者因关节局部瘀滞而产生硬结、粘连，引起患部长期疼痛和关节活动障碍，如肩周炎等。种种气血瘀滞、经络阻塞的患者都可以通过按摩疗法所产生的良性刺激达到振奋经气、促进血液循环的目的，使人体经络、气血畅通而治愈疾病。

## 增强免疫，强身健体

若时常感冒，总有头痛脑热的状况出现，这主要是因为免疫力差。免疫力不强，对疾病的抵御能力就差，动不动就生病。这就是《黄帝内经》中所说的"邪之所凑，其气必虚"。经络按摩可以加速机体代谢、促进血液循环、调节脏腑功能，从而达到增强人体免疫力、强身健体的功效。

# 按摩的工具

家庭按摩可以徒手进行，但是如果用力不当，效果就会大打折扣。借助常见的小物品，不仅省力，还能保证按摩效果。

## 🐉 马克杯或鸡蛋

较适合面部按摩，在家可以用装有六七分满温热水的马克杯，或者煮熟后微温的鸡蛋来按摩脸部。用微温的鸡蛋或马克杯按摩时，分别由下巴到耳下、嘴角到耳中、鼻翼到太阳穴方向上，边移动边进行按摩。力道是上提时为重，下滑时为轻，通过滑动式按摩起到缓解脸部疲劳、去除皱纹的作用。

## 🐉 宽齿梳

这里建议最好在早上起床或者晚上临睡前使用，具有按摩头皮、促进头部血液循环的作用。

## 🐉 按摩滚轮

将按摩滚轮圆滑的轮子在肩颈、四肢等部位上进行滑动，最好遵循经络走向，使人感到轻松、舒适。

### 🐉 小 球

适用于手足部按摩，通过两手摩擦或足底滚动，如把乒乓球放于掌心，以刺激劳宫穴，使两手更加灵活，气血循环更佳。也可以将其他表面圆滑的小球放于掌心进行捏揉，以增加手指的局部运动。

### 🐉 毛 巾

把温热的毛巾（可以将毛巾浸湿后略拧干，放入微波炉中加热）卷起来，并热敷于整个眼睛上面，这样可以促进眼部血液循环，起到较好的舒缓疲惫的效果，之后再用冷毛巾敷眼，加强护理功效。在因扭伤、擦伤等使肢体局部瘀血发热时，用毛巾冷敷会取得很好的效果。

### 🐉 暖 包

将热敷包或者用毛巾包住的暖水袋放在肚脐旁，可促进腹部的血液循环。

# 按摩的操作手法

严格来讲，按摩手法有数十种之多，但归纳起来，常用手法主要有下面介绍的按、摩、推、拿等八种。实际操作时，这些手法常常要相互配合使用，灵活掌握才能满足各个部位的不同需要。

## 按 法

**操 作**

按摩时以手指、手掌或肘尖按压穴位，且停留时间相对较长，用力方向垂直向下。按法有刺激强而舒适的特点，易于被人接受。按法又常与揉法相结合，组成"按揉"复合手法。

**要 领**

（1）按压方向垂直向下。

（2）按压操作时，一定要注意在呼气时逐渐加大力度，在吸气时缓慢减轻力度。

（3）按压时用力要由轻到重，稳而持续，不可用猛力。按法结束时也宜缓慢地减轻压力。按法用力大小应根据被按摩者的体质、施术部位、病情等加以综合考虑。例如：按摩胸腹部，或给老人、儿童按摩，要用力轻柔；按摩腰背部，或给青壮年按摩，用力可以适当重一些。

（4）用指端进行按压时，用力要轻柔；用掌根、肘尖按压时，用力可以适当加大。

**适用部位**

指按法适用于全身各部位，尤以经络、穴位常用。掌按法适用于背部、腰部、下肢及胸部等受力面积较大而又较平坦的部位。肘按压法可在穴位按压力度不够时使用，以加强穴位刺激。

指按法

掌按法

肘按法

15

## 拿 法

**操 作**

用拇指和其余手指相对用力，称为拿法。拿法分为三指拿法和五指拿法，前者是用拇指指面和示指、中指的指面相对用力；后者是用拇指指面和其他四指的指面相对用力。本法具有舒适自然、易于被人接受的特点。

**要 领**

（1）用拇指和其余手指的指面着力，不能用指尖内扣。

（2）拿提时宜含有揉动之力，因为拿法其实为复合手法，含捏、提、揉这三种方法。

（3）腕部要放松，使动作柔和灵活、连绵不断，且富有节奏性。

**适 用 部 位**

颈项、肩、四肢和头部。

五指拿法

## 摩 法

**操 作**

按摩时用手指的指端或者掌心以一点为中心，随同腕关节做环旋活动，直至肌肤产生热感为止。

**要 领**

（1）肩臂部放松，指摩法时腕关节保持一定紧张度，掌摩法时则腕部要放松。

（2）摩动的速度、压力要均匀，一般指摩法宜稍轻快，掌摩法力度稍重、速度稍缓。

（3）对环摩而言，顺时针为补法，逆时针为泻法。如积食等实证宜用泻法。

**适 用 部 位**

适用于全身各部，以腹部应用较多。

掌摩法

掌摩腹

## 揉 法

**操 作**

用手指指端、手掌鱼际部或掌根部，附着于体表需要治疗的部位上，稍用力向下按压，通过腕关节做主动的环旋动作。根据操作时接触面的不同可分为指、掌、拳、肘等揉法，如用拳按揉只需稍用力即可带来较强刺激，适用于背部或大腿等处。

掌根揉法

三指揉法

拳揉法

**要 领**

（1）指、鱼际、掌根、拳等揉法都应以肘关节为支点，前臂做主动运动，带动腕及手掌做小幅度的回旋揉动。

（2）按摩时，要不停地在被揉处揉动，千万不要按而不动，而且揉动时要带动局部组织一起运动。

（3）揉法轻快柔和，柔中带刚，方向以顺时针方向为主，速度每分钟120~160次。

**适用部位**

指揉法适用于全身各部腧穴，鱼际揉法适用于头面、胸胁、腹及四肢部，掌根揉法、拳揉法适用于腰背部及四肢部。

## 推 法

**操 作**

用拇指指腹、三指（示指、中指、无名指）指腹或掌根、肘尖等部位施力，做与经络循行路线或肌纤维走行方向一致的缓慢推动。

**要 领**

（1）着力部位要紧贴体表，动作宜缓慢、均匀。

掌推法

（2）双手推法的动作要对称，用力要平稳。

（3）不可推破皮肤，可涂适量润滑剂。

**适用部位**

全身各部。指推法适用于头面、颈项、手和足部，掌推法适用于胸腹、腰背及四肢部，肘推法适用于腰背部脊柱两侧。

指推法

## 擦 法

**操 作**

用指或掌贴附于体表一定部位，做较快速的直线往返运动，使其摩擦生热，称为擦法。

**要 领**

（1）着力部位要紧贴体表，压力要适度，须直线往返运行，动作要连续不断，如拉锯状。

（2）擦法属于生热手法，应以感觉热入体内为度，且擦动时运行的路线不可歪斜，以免忽左忽右不易生热。

大鱼际擦法

（3）不可擦破皮肤，可涂适量润滑剂，且擦法操作完毕后不可再于所擦处使用其他手法，以免造成破皮。

**适用部位**

全身各部。指擦法接触面较小，适用于头面、颈项、肋间等部；掌擦法接触面大，适用于肩背、胸腹部；大鱼际擦法适用于四肢部；小鱼际擦法适用于肩背、脊柱两侧及腰骶部。

小鱼际擦法

## 🐉 捏 法

### 操 作

用拇指和其他手指在施术部位对称性地挤压，称为捏法。用拇指和示、中指指面，或用拇指和其余四指指面夹住肢体或肌肤，相对用力挤压，随即放松，再用力挤压、放松，重复以上挤压、放松动作，并循序移动。

### 要 领

（1）拇指与其余手指要以指面着力，施力时双方力量要对称。

（2）动作要连贯而有节奏性，用力要均匀而柔和，不要用指尖用力。

（3）操作时不要含有揉的成分，如捏中带揉，其性质即趋向于拿法。

### 适用部位

头面、颈项、肩背、四肢。

捏手臂

捏脊

## 🐉 拍击法

### 操 作

用虚掌拍打体表，或用拳背、掌根、掌侧小鱼际、指尖等击打体表一定部位，称为拍击法。

### 要 领

（1）拍击法手劲要轻重有准，柔软而灵活。

（2）用力轻、快、稳，而且要均匀，双手可交替进行。

### 适用部位

指尖叩击法适用于头部，拳、掌等拍击法适用于肩背、腰臀、四肢等部位。

掌拍法

指叩法

拳拍法

# 按摩的操作要领

掌握按摩的姿势、力度等，和按摩手法一样，不仅可以使疗效得到保障，而且可以更省力、更可靠，获得理想的治疗效果。

## 按摩中的用力

按摩中力用小了不起作用，力用大了又可能使病情加重。一般来说，损伤或炎症的早期或虚证者，应用力较轻；损伤或炎症的晚期，应用力较重。在敏感的穴位或其他部位上，应用力较轻；在一般的穴位或其他部位上，应用力较重。腰骶、臀部及四肢外侧，可用稍重手法；前胸、腹部及四肢内侧，则应采用轻柔缓和的手法。对年老者、年幼者、体弱者，以及劳累、空腹、精神紧张、长期的慢性病患者，手法宜轻。如果手法过重，刺激强烈，反而会引起不良反应，最常见的是头晕眼花、心慌、胸闷欲吐、全身出虚汗、四肢发凉等。对于体格强壮者，以及病证反应急的病人，按摩的手法可以适当重一些，但也要以能够耐受为宜。在穴位处治疗时，局部有酸、麻、胀、重的感觉是正常现象，中医把这种现象叫作"得气"。

## 按摩的体位

按摩时应处于一个舒适的体位，这样才能保证按摩的顺利进行。按摩身体正面时，要采取仰卧位或坐位或半坐位；按摩身体颈项部、肩部、背部、腰骶部时，要采取俯卧位或坐位；下肢的按摩一般采取卧位，上肢的按摩可以采取坐位或仰卧位或半卧位；对于身体虚弱者，以仰卧位或半卧位为好。

### 仰卧位

适用于胸腹部、头部、面部、颈部、四肢前侧的按摩。

## 侧卧位

适用于侧头部，面颊一侧，颈项和侧腹、侧胸以及上下肢该侧的按摩。

## 俯卧位

适用于头、颈、肩、背、腰、四肢的后侧按摩。

## 坐　位

适用于头面部、胸部、肩背部、四肢的按摩。

## 按摩的方向

按摩时要注意按摩的方向，一般按照由内向外、由上到下的顺序。

### 1.正侧按摩方向

### 2.背侧按摩方向

**温馨提示**

### 按摩的手法

　　按摩的手法有补和泻的分别，一般是按照经络走向按摩为补法，逆着经络走向按摩为泻法；顺时针按摩为补，逆时针按摩为泻。不同的用力方向，带来的效果也是完全不一样的。

# 第七节 按摩的适应证与禁忌证

按摩疗法和其他疗法一样，有特殊的适用范围。了解按摩的适应证和禁忌证，可以更好地掌握这种方法，获得理想的按摩效果。

## 适应证

| 儿科疾病 | 小儿泄泻、小儿哮喘、小儿斜颈、小儿遗尿，以及小儿营养不良等 |
|---|---|
| 妇科疾病 | 月经不调、闭经、慢性盆腔炎、乳腺增生等 |
| 男科疾病 | 前列腺炎、前列腺肥大、阳痿、遗精等 |
| 炎症性疾病 | 气管炎、肺炎、胃炎、肠炎、胆囊炎、关节炎和心肌炎等 |
| 疼痛性疾病 | 急、慢性扭挫伤，如慢性腰肌劳损、急性腰扭伤；神经性疼痛，如坐骨神经痛、梨状肌综合征、肋间神经痛等 |
| 其他常见病 | 糖尿病、单纯性肥胖症、肩周炎、腕管综合征、关节僵硬、网球肘、颈椎病、腰椎间盘突出症、近视、鼻炎、耳鸣等 |

## 禁忌证

| （1） | 患有出血性疾病者 |
|---|---|
| （2） | 患有严重的高血压病或高热发烧者 |
| （3） | 诊断不明确的急性脊柱损伤或伴有脊髓症状者 |
| （4） | 各种骨折，骨髓炎，严重的老年性骨质疏松症者 |
| （5） | 患有皮肤病的局部化脓、感染等区域 |
| （6） | 妇女月经期，孕妇的腹部、腰部、髋部 |
| （7） | 各种恶性肿瘤患者 |
| （8） | 各种急性传染病，胃或十二指肠溃疡病急性穿孔者 |
| （9） | 患有严重心脏病、脑病、肺病、肾病者 |
| （10） | 酒后神志不清者，精神病患者 |
| （11） | 年老体弱、病重、极度衰弱经不起按摩者 |

23

## 第八节 按摩的注意事项

按摩治疗时有很多因素都可以影响治疗的效果，如患者过饥、过饱都不宜进行按摩；全身按摩遵循头部—胸腹部—背、腰、骶部—四肢（先手后足）的顺序，依次进行。

### 🐉 注意事项

| （1） | 避免划伤 | 按摩前要修剪指甲，摘掉戒指、手链、手表等硬物，以免划破皮肤，并注意按摩前后个人的卫生清洁 |
|---|---|---|
| （2） | 穿着舒适 | 穿着舒适、轻薄的衣服，按摩前被按摩者要排空大便和小便，需要时可裸露部分皮肤，以利于按摩 |
| （3） | 调整姿势 | 按摩时要随时调整姿势，使按摩者和被按摩者处在一个合适松弛的体位上，从而有利于发力和持久操作 |
| （4） | 放松身心 | 按摩时按摩者要保持身心安静、注意力集中，在轻松的状态下进行按摩，也可以同时放一些轻松的音乐 |
| （5） | 室内环境 | 按摩时要保持一定的室温和清洁的环境，以防被按摩者感冒和影响按摩的效果。室温应保持在25~28℃，室温太低会使身体紧张，血液循环减慢；室温太高容易导致脱水和疲劳 |
| （6） | 注意反应 | 按摩时注意观察被按摩者的全身反应，一旦出现头晕、心慌、胸闷、四肢冷汗、脉细数等现象，应立即停止按摩，给予休息、饮水等对症措施 |
| （7） | 时间选取 | 不宜在饭前、饭后一小时内进行按摩 |
| （8） | 年龄 | 小儿按摩应以手法少、取穴少、治疗时间短为原则，用力轻、巧、快；成人的按摩手法则与其相反，要根据患病的时间、部位、程度等选择轻重手法交替按摩 |
| （9） | 女性 | 因女性特有的生理特点，在女性的月经期、妊娠期，不论是急性或慢性筋伤，一般应禁止使用按摩疗法进行治疗 |
| （10） | 身体素质 | 身体素质强者手法可稍重，身体素质弱者手法稍轻；肌肉丰厚部可稍重力，头面胸腹的肌肉薄弱部手法稍轻；病变部位浅者手法宜轻，病变部位较深者手法较重 |

精准取穴巧按摩——改善一身痛

24

# 按摩常用的介质与功效

按摩时，为了减少对皮肤的摩擦损害，或者为了借助某些药物的辅助作用，可在被按摩部位的皮肤上涂些液体、膏剂或撒些粉末儿，这些液体、膏剂或粉末儿统称为按摩介质，也称按摩递质。

## 介质功效

| （1） | 凉 水 | 即洁净的自来水或凉开水。有清凉肌肤和退热作用，常用于外感发热证 |
|---|---|---|
| （2） | 葱姜汁 | 用葱白和生姜捣碎取汁使用，也可将葱白和生姜片用适量的75%酒精浸泡后备用。可起到温经、散寒、解表的作用，多用于治疗小儿冬春季节的虚寒证（夏季用清水） |
| （3） | 薄荷水 | 取少量薄荷，用开水浸泡后放凉去渣即可使用。有清凉解表、清利头目的作用 |
| （4） | 红花油 | 由冬青油（水杨酸甲酯）、红花、薄荷脑配制而成。有活血化瘀、消肿止痛等作用，常用于软组织扭伤、挫伤的治疗 |
| （5） | 麻 油 | 即食用麻油。常使用于擦法，可加强透热效果和滋润作用 |
| （6） | 冬青膏 | 由冬青油（水杨酸甲酯）、凡士林、薄荷脑和少量麝香配制而成。有温经散寒、消肿止痛的作用，常用于软组织损伤和小儿虚寒性腹泻的治疗 |
| （7） | 蛋 清 | 将鸡蛋穿一小孔取蛋清使用。有清凉除热、化饥消食作用，常用于治疗小儿外感发热、消化不良等症 |
| （8） | 木香水 | 取少量木香，用开水浸泡后放凉去渣即可应用。有行气、活血、止痛的作用。常用于擦法和揉法以治急性扭伤及肝气郁结导致的两胁疼痛等症 |
| （9） | 爽身粉 | 有吸水、清凉、增强皮肤润滑的作用 |
| （10） | 白 酒 | 适用于成人推拿（皮肤过敏者禁用）。有活血散风、祛寒除湿、通经活络的作用，对发热患者尚有降温的作用，一般用于急性关节扭伤、风湿性关节炎、慢性劳损等症 |

25

# 经络、穴位是什么

经络学说是中医理论基础的核心之一，已经有数千年的历史。通过科学地按摩经络和穴位，可增强气血运行，调理各脏器功能，达到疏经活络、促进新陈代谢的作用。

## 经络是纵横人体的网络

中医认为，经络的功能主要在于沟通表里上下、联系脏腑器官，通行气血、濡养脏腑组织，感应传导，调节脏腑器官的功能活动等四个方面，是人体的中枢调控系统。经络作为人体气血运行的通道，能将营养物质输送到全身各组织脏器，使脏腑组织得以营养、筋骨得以濡润、关节得以通利。经络是经脉和络脉的统称，"经"有"路径"的意思，是主要路径，存在于机体内部，可贯穿上下、沟通内外；"络"则是支路，存在于机体表面，它遍布全身。在这些经脉上，有"经穴"，一般称作"穴位"。经穴是"气"的出入口，它通过经络，连接体表和内部，身体不调时，经穴便会出现反应。经络主要包括十二经脉、奇经八脉、十五络脉、十二经别、十二经筋、十二皮部等。这些经络纵横交错，将人体联系成为一个有机的整体。

## 按摩常用的经脉

| 手三阴经 | 手太阴肺经 | 手厥阴心包经 | 手少阴心经 |
|---|---|---|---|
| 足三阴经 | 足太阴脾经 | 足厥阴肝经 | 足少阴肾经 |
| 手三阳经 | 手阳明大肠经 | 手少阳三焦经 | 手太阳小肠经 |
| 足三阳经 | 足阳明胃经 | 足少阳胆经 | 足太阳膀胱经 |
| 奇经八脉 | 督脉 | 任脉 | 冲脉 |
| | 带脉 | 阴维脉 | 阳维脉 |
| | 阴跷脉 | 阳跷脉 | |

## 🐉 经络是气血津液的通道

经络中流动的气、血、津液是构成身体的要素。"气"是维持生命的能量；"血"是指给所有器官提供营养的血液；"津液"是人体内水分的总称，能起到滋润脏腑和皮肤的作用。气、血、津液过多或不足或阻塞，病证就会表现在脏腑和体表。而脏腑一旦生病，经络便会觉得酸疼或出现其他异常。

## 🐉 经络按摩要点

### 人体十二条经络之间气血流动的方向

| 要　　点 | 说　　明 |
|---|---|
| 按 摩 手 法<br>补泻有别 | 经络按摩的手法：补法是用力小、顺经络气血流向、时间短、以左侧经络为主，泻法是用力大、逆经络气血流向、时间长、以右侧经络为主。通常，夏天阳气旺盛，按摩阴经用补法，按摩阳经用泻法；冬天则相反。因体质不同：实证用泻法，虚证用补法 |
| 经 络 按 摩<br>要 顺 向 而<br>动 | 经络按摩要遵循经络间气血流动的方向进行。人体十二条经络的气血流动方向是：手三阴经从上到下，手三阳经从下到上；足三阴经从下到上，足三阳经从上到下 |

**经络按摩功效**

| | |
|---|---|
| 美容、抗老化 | 正确按摩某些穴位能让局部体温升高，加快血液循环速度，从而达到疏通经络的目的，可以缓解因水分滞留而形成的水肿，还可以改善色斑、痤疮、皱纹等 |
| 排出体内毒素 | 穴位按摩能帮助调节神经系统，让大脑快速进入兴奋或抑制状态，从而消除大脑的紧张和疲劳，调节或控制食欲。另外，按摩可调动体内淋巴和血液细胞的快速运转，加速体内代谢废物的排出，进而消除便秘，增强人体抗病能力 |
| 缓解身体疲劳 | 按摩可以使原本收缩僵硬并引发疼痛的肌肉松弛下来，这不仅能疏通滞留在某一处的气血，同时还能缓解肌肉僵化，提高肌肉活力。对于比较轻微的酸痛与较严重的神经痛等，都可以通过按摩得到有效缓解 |
| 改善肥胖体质 | 按摩减肥穴位，可有效促进体内多余脂肪的代谢，消除肥胖。即便是平时缺乏运动的人，只要经常按摩穴位，都可达到明显的消脂效果 |

## 穴位是经气出入的部位

穴位，中医上称之为"腧穴"，是指人体脏腑经络之气输注出入体表的特殊部位，是针灸、按摩、拔罐等疗法的施术部位。穴位并不只是体表的点，而是与内部脏腑密切联系、相通的。穴位既可以从内向外地反映病痛，又可以从外向内地接受刺激。所以说，穴位既是疾病的反应点，又是临床治疗的刺激点。

| | |
|---|---|
| 经 穴 | 又称为"十四经穴"，分布于十二经脉和任督二脉，是穴位的主要组成部分 |
| 奇 穴 | 又称"经外奇穴"，是未归入十四经脉系统，但有穴名和明确定位及治疗作用的穴位 |
| 阿是穴 | 又名"不定穴""天应穴""压痛点"，既没有具体名称，又没有固定位置，以病痛局部或与病痛有关的压痛或缓解点为穴 |

精准取穴巧按摩——改善一身痛

# 第十一节 选穴与配穴原则

人体上有数百个穴位，而治疗一般疾病或进行养生保健时，需要的只是其中很少的几个。如何在数目众多的穴位中进行合理选择和搭配呢？

## 🐉 中医常用选穴方法

根据需要选取合适的穴位，是按摩疗法发挥神奇作用的基础。中医常用的选穴方法有近部选穴法、远部选穴法、局部选穴法、辨证选穴法等几种。

### （1）近部选穴

在受病脏腑、五官、肢体部位就近选穴。

胃病取中脘、梁门穴，眼病取睛明、瞳子髎穴，耳病取听宫、耳门穴。

中脘 ● ● 梁门

瞳子髎　睛明

### （2）远部选穴

本经取穴：即某经循行所过处病变，可选远离病变部位的本经有关腧穴。

异经取穴：某经及其所属脏腑、器官发生病变，取其表里经、相交经、相关经的腧穴治疗。

【举例】表里经：肺疾取太渊、合谷穴；肝疾取太冲、阳陵泉穴。相交经：肝、脾、肾疾取三阴交穴；任脉、足三阴病取关元、中极穴。相交经：肝胃不和、胃痛取中脘、足三里、太冲穴。

合谷 ●

● 太渊

第一章 从零开始学按摩？

29

### （3）局部选穴

在患病的脏腑、器官、肢体的局部进行选穴。

如对跌打、痛症，常取压痛点（阿是穴），或口齿病常取大迎、承浆穴。

### （4）辨证选穴

在辨证论治的思想指导下，以法统方，间接取穴。

脾胃虚寒宜温中散寒，取脾俞、胃俞、中脘、足三里穴治疗。

### （5）随症选穴

是针对个别急症的治疗措施，一般属于治标的范畴。

发热取大椎、曲池穴；昏迷取水沟（人中）、十宣穴；穴位压痛时，阑尾炎取天枢、阑尾穴；非穴位压痛时，扭伤、痹证取阿是穴。

## 第十二节 取穴方法

选定需要的穴位之后，如何找到这个穴位呢？这就需要掌握取穴的方法。常用的取穴方法有以下几种。

### 根据体表标志定穴

人体上有一些具有标志性的部位，可以作为取穴时的参考。要找到某个穴位时，只要用眼睛、手指对比一下，就可以准确地找到穴位。比较常见的是我们可以用五官、毛发的边缘、手指、脚趾、乳头及骨关节处的凸起和凹陷来定位。比如印堂穴是在两眉连线的正中间，膻中穴是在两乳头连线的正中间，天枢穴在肚脐旁边2寸（同身寸）的位置，而大椎穴是在俯首时最高的第7颈椎棘突下，用手指就可以摸到。

印堂穴是在两眉连线的正中间

膻中穴是在两乳头连线的正中间

天枢穴在肚脐旁边2寸

大椎穴是在俯首时最高的第7颈椎棘突下

第一章 从零开始学按摩

31

## 根据手指长度定穴

中医学上称为"同身寸"，就是用被按摩者的手指作为标准来度量取穴的位置。

被按摩者本人拇指中节的宽度为1寸。

被按摩者本人中指中节屈曲时，手指内侧两端横纹头之间的宽度为1寸。

被按摩者本人示指、中指、无名指、小指并起来，其中间宽度为3寸。

## 简便取穴法

利用简便易行的方法取穴。如两耳尖直上与头顶正中线交点取百会穴；以一手的拇指指骨关节横纹，放在另一手拇指与示指之间的指蹼缘上，当拇指尖下是合谷穴；两虎口自然平直交叉，示指尖所抵达处取列缺穴；屈膝，掌心盖住膝关节髌骨，手指垂直向下（示指紧靠在小腿胫骨前嵴外缘），中指尖所达之处取足三里穴，等等。

精准取穴巧按摩——改善一身痛

根据骨关节定穴

这种方法利用骨关节作为标志来测量全身各个部分的大小和长短。依照其尺寸，可以折合成比例作为定穴的标准。但是尺寸定穴并不是每个人都一样，一般人体全身的骨度分寸可以参考下表。

| 部　位 | 起止点 | 折量分寸 | 度量法 | 说　明 |
|---|---|---|---|---|
| 头　部 | 前发际正中至后发际正中 | 12寸 | 直　寸 | 发际不明时，眉心至前发际加3寸；大椎至后发际加3寸；眉心至大椎为18寸 |
| | 前额两发角之间 | 9寸 | 横　寸 | |
| | 耳后两乳突之间 | 9寸 | | |
| 胸腹部 | 胸剑联合中点至脐中 | 8寸 | 直　寸 | 前正中线旁开的胸肋部取穴骨度，一般根据肋骨计算 |
| | 脐中至耻骨联合上缘 | 5寸 | 直　寸 | |
| | 两乳头之间 | 8寸 | 横　寸 | 女性用锁骨中线取代 |
| 背腰部 | 第7颈椎（大椎）以下至尾骶骨 | 21寸 | 直　寸 | 第3胸椎下与肩胛冈脊柱缘平齐；第7胸椎下与肩胛下角平齐；第2腰椎下与肋弓下缘或肚脐平齐；第4腰椎下与髂嵴平齐 |
| | 肩胛骨内侧缘至后正中线 | 3寸 | 横　寸 | |
| 上肢部 | 腋前纹头至肘横纹 | 9寸 | 直　寸 | |
| | 肘横纹至腕横纹 | 12寸 | 直　寸 | |
| 下肢部 | 股骨大转子至膝中 | 19寸 | 直　寸 | 膝中的水平线，前平膝盖下缘；后平膝弯横纹；屈膝时平膝眼穴 |
| | 臀横纹至膝中 | 14寸 | | |
| | 膝中至外踝尖 | 16寸 | | |
| | 膝关节内下方高骨下至内踝高点 | 13寸 | 直　寸 | |

第二章
家庭常见病的
按摩

## 第一节 感　冒

感冒是一种由多种病毒、细菌引起的呼吸道常见疾病，一年四季都会发生。感冒属于自愈性疾病，即使不治疗，通常5～10天也会痊愈。中医一般将感冒分为风寒型感冒、风热型感冒、暑湿型感冒和时行感冒（流行性感冒）4种类型。

精准取穴巧按摩——改善一身痛

肩井、风池、印堂、太阳、曲池、手三里、合谷、足三里等穴，以及眉弓、脊柱两侧。

按摩方法

拿肩井穴

**步骤 1**

双手提拿肩井穴部位肌肉1~3分钟，并用推、揉、擦等法按摩四肢肌肉5分钟。

**步骤 2**

双手揉风池穴1分钟，指推印堂穴及眉弓3~5分钟，揉太阳穴3~5分钟，再用拇指推揉曲池、手三里、合谷、足三里等穴各1~3分钟。

揉风池穴

**步骤 3**

用掌根沿脊柱两侧膀胱经推3~5分钟。

以上方法每日按摩1次，至愈为止。

掌推膀胱经

**温馨提示**

　　感冒患者应充分休息，多饮开水，进食清淡易消化食物，可用热水浸泡足部以发汗，达到疏风解表、驱邪散寒的目的。如病情不见好转，应及时到医院就诊。

# 头 痛

头痛是一种症状，在临床上较为常见。中医认为，头部是"诸阳之会""清阳之府"，脏腑经络气血皆上会于头，故无论外感或内伤，都可通过经络气血直接或间接地影响头部，所以头痛一症既可单独出现，也可并发于其他疾病。

太阳

风池

鱼腰

合谷

太阳、风池、鱼腰、合谷等穴。

**按摩方法**

**步骤 1**

用拇指点按鱼腰、太阳穴，各持续用力一～3分钟。

按太阳穴

**步骤 2**

用拇指或示指按揉风池穴，持续3分钟。

揉风池穴

**步骤 3**

用拇指与其他手指相对捏揉合谷穴3分钟。以上方法每日按摩1次，至愈为止。

捏揉合谷穴

第二章 家庭常见病的按摩

**温馨提示**

在手法按摩操作中，可仅用单一手法点穴、揉穴，也可点按并用、捏揉结合，不必拘泥不变。

# 偏头痛

偏头痛是由于脑血管功能紊乱引起的一种剧烈性头痛。其痛多在一侧，多呈周期性发作。本病多见于女性，男性亦可发生，而以中老年人多见。本病多为慢性，病程可迁延数年或十数年之久。一般发作可持续数小时且多可自行缓解，反复发作，缠绵难愈。

太阳、百会、头维、后颈（自风池至大椎穴）、肩井、肝俞、心俞、脾俞、胃俞、肾俞等穴。

**按摩方法**

**步骤 1**

按压百会穴、头维穴各约一分钟。按揉风池穴、太阳穴均5分钟。

按百会穴

**步骤 2**

捏、揉颈后（风池穴至大椎穴）3遍。捏揉肩井穴3遍。

捏肩井穴

**步骤 3**

推后背膀胱经，重点按揉肝俞、心俞、脾俞、胃俞、肾俞等穴共约10分钟。以上方法每日按摩一次，至愈为止。

推膀胱经

**温馨提示**

本法适用于各种原因引起的偏头痛，特别对神经性偏头痛有特效。

# 眩　晕

眩晕指头晕眼花、起则晕倒的一种常见多发病或继发宿疾。中医认为，此病多因肝风内动、气虚挟痰上扰，或肾水不足、虚火上炎，或命门火衰、虚阳上浮所致。

【百　会】
【头　维】
【鱼　腰】
【风　池】
【风　府】
【大　椎】
【肺　俞】
【心　俞】
【肩　井】
【曲　池】
【膈　俞】
【梁　门】
【肝　俞】
【中　脘】
【命　门】
【肾　俞】
【气　海】
【关　元】
【气海俞】
【合　谷】
【关元俞】
【涌　泉】
【内　关】

桥弓、风池、风府、大椎、曲池、内关、肺俞、心俞、膈俞、肩井、中脘、梁门、气海、关元、肝俞、肾俞、命门、气海俞、关元俞、涌泉等穴及分推前额和摩腹。

按摩方法

推桥弓穴

## 步骤 1

推双侧桥弓穴20～30次，拿肩井、风池等穴各5～6次，按揉双侧曲池、内关穴各一分钟，再分推前额8次。

## 步骤 2

拇指推法或以大鱼际揉法施于中脘、梁门、气海、关元等穴各一分钟。用手掌沿顺时针方向摩腹部3～5分钟。

摩腹

## 步骤 3

从风府穴沿督脉推向大椎穴，推脊椎两侧膀胱经3～5遍。按揉肝俞、肺俞、心俞、膈俞、肾俞、命门、气海俞、关元俞、涌泉等穴各一分钟。

推膀胱经

温馨提示

发作时应卧床休息，室内宜安静，空气要通畅，光线尽量暗些。避免进食刺激性食物及烟酒，饮食宜少盐。发作间歇期不宜单独外出，以防出现危险。

## 第五节 贫血

　　贫血是以血液携氧功能不足为共同表现的一类血液疾病的总称。中医认为，血液的生成与心、脾、肾三脏功能有关，贫血主要是先天不足，后天失养，心、脾、肾三脏虚弱或功能失调所致。

脾俞

肾俞

神阙

天枢

大肠俞

足三里

精准取穴巧按摩——改善一身痛

脾俞、肾俞、大肠俞、神阙、天枢、足三里等穴及腹部。

按摩方法

捏脊

**步骤 1**

由尾椎两旁开始沿脊柱向上捏至大椎穴，重复10遍。

揉肾俞

**步骤 2**

揉脾俞、肾俞、大肠俞、足三里等穴各一分钟。

摩腹

**步骤 3**

以神阙穴为中心，顺时针摩腹5分钟，按揉天枢穴一分钟。

第二章 家庭常见病的按摩

**温馨提示**

平时多吃含铁丰富的食物，如瘦肉、猪肝、蛋黄、海带、发菜、紫菜、木耳、豆类等。要注意饮食的合理配合，如餐后适当吃些水果，水果中含有丰富的维生素C和果酸，能促进铁的吸收。而餐后饮用浓茶，会导致铁与茶中的鞣酸结合生成沉淀，影响铁的吸收。

## 第六节　失　眠

中医又称其为"不寐"，以经常不易入睡，或睡后易醒，或睡后多梦为主要特证。中医认为，失眠是由于情志、饮食内伤，或体虚、年迈、禀赋不足、心虚胆怯等病因引起心神失养或心神不安，从而导致以经常不能获得正常睡眠为特证的一类病证。

百会　神庭　瞳子髎　风池　攒竹　印堂　太阳　晴明　天柱

百会、风池、天柱、太阳、晴明、瞳子髎、印堂、神庭、攒竹等穴。

**按摩方法**

按压百会穴

**步骤 1**

按压头部百会、风池、太阳、天柱等穴各50～100次，以有胀痛感觉为佳。

揉晴明穴

**步骤 2**

揉晴明、瞳子髎等穴各一分钟，以有酸胀感为佳。

推印堂穴到神庭穴

**步骤 3**

推印堂穴到神庭穴30～50次，攒竹穴到太阳穴30～50次。

**温馨提示**

预防或者缓解失眠症状要消除心理压力，保持心情舒畅，适当加强体育锻炼，消除噪声干扰。可睡前用热水泡脚15～30分钟以缓解疲劳。

# 脱发

脱发为皮肤附件疾病之一，其中斑秃、早秃较常见。斑秃多发于青壮年，无自觉症状，头部局限性斑状脱发则边界明显。少数病人可发展至全秃，可痊愈。早秃为生理脱发，由额颞部开始至头顶部头发逐渐稀少或全部脱落，无自觉症状，不需治疗。

百会、头维、风池、风府、肝俞、肾俞、合谷等穴及脱发区。

按摩方法

**步骤 1**

揉背部肝俞、肾俞等穴，每穴5~6分钟。

揉肾俞穴

**步骤 2**

揉头部百会、头维、风池、风府等穴及脱发区，每穴3~5分钟。

揉风府穴

**步骤 3**

用拇指和其他手指捏揉合谷穴3~5分钟。以上方法每日一次，每次25~30分钟。

捏揉合谷穴

本法适用于脱发的治疗，治疗的同时多食大枣、黑芝麻、核桃等养血生发之品，忌食辛辣及肥甘油腻的食物，宜戒烟酒。

## 第八节 牙 痛

牙痛是由牙龈、牙周和牙质等牙病引起的一个共同症状，中医认为，其多由风火、胃火、肝火、虚火、虫蛀或过敏等导致。痛甚而伴牙龈红肿，多属实火；微痛微肿，多属虚火；有龋齿的，多属虫牙；因遇冷、热、酸、甜等物而牙痛，多属过敏性牙痛。

太阳 耳门 听会 下关 颊车 合谷

合谷、下关、颊车、耳门、听会、太阳等穴。

按摩方法

步骤 1

按揉患侧下关、颊车、耳门、听会、太阳等穴各2~3分钟。

按揉听会穴

按揉太阳穴

步骤 2

捏揉疼痛部位对侧合谷穴一分钟。每日或隔日治疗一次，至愈为止。

捏揉合谷穴

第二章 家庭常见病的按摩?

温馨提示

　　预防牙痛应该养成良好的口腔卫生习惯，学会正确刷牙方法，减少饮食中糖的摄取量，睡前不吃糖和喝饮料，多吃蔬菜、水果和含钙、磷、维生素等含量丰富的食物，要尽可能吃些粗粮。

# 肥胖症

　　肥胖症多因暴饮暴食、挑食、生活无规律，睡前进餐、食后就睡，过食油腻食物、甜食等因素所致；或因用药不当从而影响人体的自我调节能力，引起内分泌及新陈代谢失调，导致脂肪积蓄过多过快；亦与长期不运动有关。

脾俞、肝俞、大肠俞、肾俞、中脘、神阙、三阴交等穴。

**步骤 1**

推脊椎两侧膀胱经约一分钟，以皮肤微红为度，重点按揉脾俞、肝俞、大肠俞、肾俞等穴。

推膀胱经

横擦腰背部

**步骤 2**

横擦背部、肩胛骨之间、腰骶部各3～5分钟，以热感为度。

**步骤 3**

在足内踝上方三阴交穴用拇指按压刺激5次，每次10～30秒。并从上至下推擦足内侧2～3分钟。

按压三阴交穴

**步骤 4**

摩全腹，以中脘、神阙等穴为中心，自上而下顺时针方向急速不停地摩动。时间为5～10分钟，每日一次，以有肠鸣、矢气、胀气为佳。

摩腹

# 酒糟鼻

中医认为，饮酒过度、嗜食辛辣、肠胃积热、热气上蒸、客于鼻窍，复被风寒外郁、血热瘀阻；或肺受风热、邪热熏蒸肺窍、伏留不撤，上客鼻窍，均可致"热瘀凝于内，鼻赤见于外也"。

肺俞

大椎

膈俞

身柱

胃俞

大肠俞

迎香

巨髎

素髎

巨髎、素髎、迎香、肺俞、膈俞、胃俞、大肠俞、大椎、身柱等穴。

按摩方法

按迎香穴

步骤 **1**

以示指指腹按巨髎、素髎、迎香等穴各5分钟。

步骤 **2**

以双手拇指揉双侧肺俞、膈俞、胃俞等穴及大椎穴和身柱穴各3分钟。每日一次。

揉肺俞穴

揉大椎穴

**温馨提示**

　　酒糟鼻患者平时应忌饮酒、辛辣刺激性食物，保持大便畅通，避免鼻部过冷或过热刺激，保持心态平和。如果有医嘱外用药，可和本方法进行配合治疗，效果更佳。

第二章　家庭常见病的按摩？

# 痤 疮

　　痤疮，俗称青春痘、粉刺、暗疮，系毛囊及皮质腺的慢性炎症。本病好发于头面部、前胸、肩背等皮脂腺丰富的部位，多见于男女青春期，男性略多于女性。表现为局部皮表出现疙瘩或与毛孔一致的小丘疹或黑头丘疹，反复发作，一般在28～30岁后可自然消失。

精准取穴巧按摩——改善一身痛

百会、攒竹、风池、肺俞、心俞、肝俞、脾俞、肾俞、足三里、丰隆、三阴交、阴陵泉、厉兑、内庭等穴。

**按摩方法**

**步骤 1**

以双手拇指揉背部肺俞、心俞、肝俞、脾俞、肾俞等穴，每穴3～5分钟。

揉肾俞穴

**步骤 2**

按头颈部的百会、攒竹、风池等穴，每穴2～3分钟。

按攒竹穴

**步骤 3**

按下肢的足三里、丰隆、三阴交、阴陵泉、厉兑、内庭等穴，每穴1～2分钟。每日按摩一次，至愈为止。

按足三里穴

**温馨提示**

预防或患病期间，在日常生活中需要早睡早起、生活规律、保持患部清洁，不滥用化妆品和药物，不吃辛辣刺激性食物，多吃新鲜蔬菜和水果，不要抠、挤、挑患处，以免造成其他感染。

## 第十二节 湿疹

湿疹是一种常见的过敏性、炎症性皮肤病。根据临床表现，一般分为急性湿疹、亚急性湿疹和慢性湿疹三种。本病一年四季均可发生。

大椎

肺俞

脾俞

内关

曲池

合谷

足三里

三阴交

大椎、肺俞、脾俞、曲池、内关、合谷、足三里、三阴交等穴。

按摩方法

揉大椎穴

步骤 **1**

揉背部大椎、肺俞、脾俞等穴，每穴5~6分钟。

按曲池穴

步骤 **2**

用拇指按上肢的曲池、内关、合谷等穴各2~3分钟。

按足三里穴

步骤 **3**

按下肢的足三里、三阴交等穴各3~5分钟。

第二章 家庭常见病的按摩

温馨提示

　　湿疹患者或易发者应尽可能避免外界不良刺激，如长期处于潮湿环境；不要剧烈搔抓患处，尽量不穿化纤贴身内衣、皮毛制品；避免食用易致敏和刺激性食物，如海鲜、辣椒、酒、咖啡等；保持皮肤清洁，避免过劳，保持乐观稳定的情绪。

# 带状疱疹

　　带状疱疹患者一般在局部皮肤出现绿豆或黄豆样大小的水疱，聚集一处或数处，排列形成索状，刺痛灼热。本病好发于腰胁、胸部和头面部，以夏秋季节发病较多。

大椎

风门

肝俞

胆俞

足三里

肝俞、胆俞、大椎、风门、足三里等穴。

按胆俞穴

**步骤 1**

用双手拇指指腹按双侧肝俞、胆俞、风门等穴各3分钟。

按大椎穴

**步骤 2**

按大椎穴3~5分钟，手法由轻到重，逐渐加力。

按足三里穴

**步骤 3**

按足三里穴5分钟。每日一次，至愈为止。

　　症状严重者可在医师指导下点刺大椎穴并拔罐。带状疱疹患者在饮食上应忌食油腻、姜、辣椒等刺激性食物，忌吃燥热和滋补性的食物，最好给予易消化及营养丰富的流质或半流质饮食，如绿豆汤、小麦汤、粥、面片汤等。

第二章　家庭常见病的按摩？

61

## 第十四节 假性近视

　　假性近视是指眼睛在不用调节的状态下，平行光线进入眼内，经过屈光系统屈折后，聚焦于视网膜之前，但应用睫状肌麻痹剂散瞳后，屈光度数消失，呈现远视或正视者。本病多见于青少年，以学生人群居多。如不重视，容易转变为真性近视。

攒竹
睛明
鱼腰
承泣
太阳
四白
球后
翳风
风池
合谷

睛明、承泣、四白、球后、太阳、风池、攒竹、翳风、鱼腰、合谷等穴。

按摩方法

**步骤 1**

揉睛明、承泣、四白、球后等穴，用示指指端操作，手法应轻柔，以局部有酸胀感为度，每穴2~3分钟。

揉睛明穴

**步骤 2**

用双手示指轮刮眼眶，由内向外刮2~3分钟。

轮刮眼眶

**步骤 3**

揉太阳、风池、攒竹、翳风、鱼腰、合谷等穴，应先揉一侧，再揉另一侧，每穴2~3分钟。

揉翳风穴

**步骤 4**

治疗手法结束前，双掌用力相对搓热，迅速轻压于眼部，反复操作数次。

第二章　家庭常见病的按摩

63

# 眼睑痉挛（眼皮跳）

眼睑痉挛，中医称"眼睑瞤动"，俗称"眼皮跳"。多因眼神经反射作用，或因素体虚弱、情志不畅、感受风邪刺激所致。表现为一眼或双眼眼睑跳动不止。

四白

鱼腰

巨髎

太阳

合谷

太阳、鱼腰、四白、巨髎、合谷等穴。

**按摩方法**

## 步骤 1

用手指（拇指或示指）叩击患侧太阳、鱼腰、四白、攒竹、巨髎等穴，每穴20～30下。

叩太阳穴

叩四白穴

## 步骤 2

掐双侧合谷穴一分钟。

掐合谷穴

**温馨提示**

保持心态平和，避免出现紧张情绪，劳逸结合，不过度劳累也可避免本病的发生。

# 耳鸣、耳聋

耳鸣、耳聋是听觉异常的两种症状，可单独出现，亦可并见，是常见病证。中医认为其多因肝胆风火上逆以致少阳经气闭阻，或因震伤，或因肾精亏虚、髓海不足，或其他疾病的并发症等引起。

膻中　肺俞　肝俞　胆俞　脾俞　三焦俞　大肠俞　肾俞　丰隆　阳陵泉　侠溪　太溪

肺俞、肝俞、胆俞、脾俞、肾俞、大肠俞、三焦俞、膻中、侠溪、阳陵泉、丰隆、太溪等穴。

按摩方法

按肾俞穴

**步骤 1**

以双手拇指按肺俞、肝俞、胆俞、大肠俞、三焦俞、肾俞等穴各50～100次。在背部施以捏脊法。

**步骤 2**

按膻中穴15～30次，摩腹5分钟。

按膻中穴

**步骤 3**

按侠溪、阳陵泉、丰隆、太溪等穴各50次。以上方法每日按摩一次，每次20～30分钟。

按太溪穴

**温馨提示**

　　耳鸣、耳聋的预防要戒除乱掏耳朵的习惯，远离噪声环境，游泳、洗头、洗澡时防止水流入耳内。少吸烟、少喝酒，生活作息有规律。避免击打耳部、过劳和使用耳毒性药物。多吃含锌、铁、钙丰富的食物，经常锻炼身体，保持平和心态。

第二章　家庭常见病的按摩

# 第十七节 鼻出血

鼻出血中医称其为鼻衄，是一种较为常见的病证，表现为偶尔出血，或如注不已，或时作时止。中医认为，其多因肺有伏热、外感风热、饮酒过度、过食辛辣之物、阴虚火旺、外伤鼻部所致。

肩井

上星
印堂
太阳

太阳、上星、印堂、肩井等穴。

**按摩方法**

**步骤 1**

按太阳、上星、印堂等穴，按摩所取穴位至有酸重、胀感传导于鼻腔为止。

按太阳穴

**步骤 2**

拿肩井穴处肌肉，以肩井穴局部有酸麻胀重感，甚者全身毛孔耸立、有不寒而栗之感为止。

拿肩井穴

**第二章　家庭常见病的按摩**

# 鼻 炎

　　鼻炎多因外感风寒、风热所致，属中医"伤风""鼻窒"范畴，是常见多发病，有急性、慢性之分。急性鼻炎以鼻塞、流涕、喷嚏为主要症状，严重者鼻塞加重，脓性黏稠分泌物较多；慢性鼻炎以鼻塞为主，涕多、色黄稠或稀、嗅觉减退，常伴有头痛症状。

百会　　印堂　　上星　　迎香　　风池

印堂、上星、迎香、百会、风池等穴。

**按摩方法**

**步骤 1**

按印堂、上星、迎香等穴各2分钟。

按迎香穴

**步骤 2**

分推前额、擦鼻旁部各2分钟。

擦鼻旁部

**步骤 3**

揉百会、风池等穴各2分钟。以上方法每日按摩一次，至愈为止。

揉百会穴

**温馨提示**

鼻炎的预防：应避免工作、生活环境的不良刺激，不要用手挖鼻，鼻塞时不宜强行擤鼻。每日早晨可用冷水洗脸，以增强鼻腔黏膜的抗病能力。注意气候变化，及时增减衣服。平时应注意锻炼身体，参加适当的体育活动，保持心情愉快。

第二章 家庭常见病的按摩

71

## 第十九节 鼻窦炎

鼻窦炎中医称为"鼻渊"，多因风邪外袭、寒闭腠理、肺气不和，或阳明经火上客鼻窍，或胆移热于脑，或风寒上扰，瘀滞鼻窍所致。经年累月不止，鼻流浊涕，常伴头痛头晕。感冒后鼻塞、流涕、头痛加重。

上星

印堂

太阳

承泣

山根

迎香

曲池

列缺

合谷

迎香、山根、印堂、承泣、太阳、上星、曲池、合谷、列缺等穴。

**按摩方法**

## 步骤 1

用拇指点按或按揉上星、印堂、迎香、承泣穴各1～2分钟，刮推前额及上眼眶，自印堂穴至双侧太阳穴10～20遍。

刮推前额

## 步骤 2

用两拇指以擦法从鼻上的山根穴沿鼻的两侧向下至迎香穴5～10遍。

擦鼻旁

## 步骤 3

揉曲池、合谷、列缺等穴各1～2分钟。每日一次，至愈为止。

揉合谷穴

**温馨提示**

加强体育锻炼，增强体质，以预防感冒，鼻腔有分泌物时不要用力擤鼻，避免呛水。

第二章 家庭常见病的按摩

# 慢性咽炎

慢性咽炎属中医"喉痹"范畴，多反复发作，经久不愈，是一种较为常见的疾病。中医认为，此病多由急性咽炎失治转化而成，或因肺肾阴虚、虚火上炎、灼伤津液、咽失濡养所致，一般表现为咽部干燥灼热、伴有异物梗阻感、时痛时止、吞咽不适等症状。

天突

肾俞

肺俞

合谷

烈缺

少商

涌泉

天突、涌泉、肾俞、肺俞、合谷、列缺、少商等穴。

按摩方法

揉天突穴

步骤**1**

揉天突穴3分钟，背部肺俞、肾俞等穴各5分钟。

步骤**2**

揉合谷、列缺、少商等穴各2分钟。

揉合谷穴

步骤**3**

擦涌泉穴100次。以上方法每日或隔日一次，至愈为止。

擦涌泉穴

**温馨提示**

　　本方法可以配合按揉足拇趾背侧根部的扁桃体反射区，用拇、示指对合按揉可以起到更佳的治疗效果。本病患者应避免接触粉尘、有害气体、刺激性食物等对咽黏膜不利的刺激因素，避免长期过度用嗓，保持健康作息规律，宜清淡饮食，进行适当体育锻炼、保持良好的心态，从而提高自身免疫力。

## 第二十一节 扁桃体炎

扁桃体炎为常见多发病，中医称之为乳蛾、喉蛾，无论男女均可发生。发病时扁桃体一侧或两侧红肿疼痛、咽喉梗阻、吞咽不适，甚至有化脓现象。急性多伴有发热、头痛、咳嗽。慢性多由急性失治或治不得法转化而成，且多反复发作。

风池

天突

大椎

风府

曲池

肩井

合谷

精准取穴巧按摩——改善一身痛

大椎、风池、风府、天突、肩井、曲池、合谷等穴。

按摩方法

揉风池穴

步骤 **1**

拇指按揉大椎、风府等
穴各3~5分钟，揉风池
穴3~5分钟。

拿肩井穴

步骤 **2**

点按天突穴
2~3分钟，拿
肩井穴部位
10~20次。

按曲池穴

步骤 **3**

按曲池、合谷等穴
各1~3分钟。

第二章　家庭常见病的按摩

慢性扁桃体炎的患者应养成良好的生活习惯，保证充足的睡眠时间，随天气
变化及时增减衣服，去除室内潮湿的空气。坚持锻炼身体，提高机体抵抗疾病的
能力，不过度操劳，劳累后应及时调整休息，宜戒烟忌酒。

# 哮 喘

　　哮喘是机体由于外在或内在的过敏原或非过敏原等因素，通过神经体液而导致气道可逆性的痉挛，表现为反复发作的阵发性胸闷，伴哮鸣音，并以呼气为主的呼吸困难或兼有咳嗽等症状。

风池

肩井

定喘

肺俞

风门

云门

中府

膻中

丰隆

精准取穴巧按摩——改善一身痛

78

风池、肩井、肺俞、风门、定喘、丰隆、膻中、中府、云门等穴。

**步骤1** 分推头面部5~10分钟,拿风池、肩井等穴各1~3分钟。

拿肩井穴

**步骤2** 按肺俞、风门、定喘、丰隆等穴各一分钟。

按丰隆穴

**步骤3** 按膻中、中府、云门等穴各一分钟,横擦前胸部1~3分钟。

按膻中穴

**温馨提示**

加强体育锻炼,提高抗病能力;避免烟雾、粉尘、有害气体对呼吸道的刺激;寒冷季节应注意防寒保暖,节制房事,做到劳逸结合,保持充足的睡眠。

第二章　家庭常见病的按摩

## 第二十三节 慢性支气管炎

慢性支气管炎，属中医"咳嗽""痰饮"等病范围，为常见多发病。无论外感与内伤皆可诱发本病，多因脏腑有病或脏腑功能失调，累及肺所致。以咳嗽、咳痰或干咳为特证，早晚咳嗽加重，痰多呈白色、稀薄或为黏性痰，反复发作。

肺俞

少商

天突

膻中

足三里

丰隆

天突、膻中、肺俞、足三里、丰隆、少商等穴。

按摩方法

按膻中穴

**步骤 1**

按天突、膻中等穴各3分钟。

按丰隆穴

**步骤 2**

按肺俞、足三里、丰隆等穴各3~5分钟。

擦足底

**步骤 3**

切压少商穴，分钟，擦足底3~5分钟。以上方法每日一次，至愈为度。

第二章　家庭常见病的按摩

**温馨提示**

　　慢性支气管炎多发于冬春季，由于免疫力低下、感冒频繁诱发发作，所以应提高机体免疫力，预防感冒。应加强体育锻炼，季节变化要注意保暖，就可以预防再次发作。

## 第二十四节 肺结核

　　肺结核是由结核杆菌引起的一种慢性传染病。中医认为，此病多因肺津不足、气阴两亏或阴虚火旺所致，又称肺痨。一般表现为咳嗽少痰、咯血、痰中带血、咽喉干痒、潮热，或五心烦热、盗汗、疲乏消瘦、腰膝酸软、食欲缺乏。

肩井　大椎　肺俞　膏肓　心俞　脾俞　肾俞　命门　神门　孔最　足三里　三阴交　涌泉

精准取穴巧按摩——改善一身痛

82

大椎、心俞、肺俞、脾俞、肾俞、膏肓、神门、孔最、三阴交、足三里、肩井、命门、涌泉等穴。

按摩方法

捏脊

**步骤 1**

背部捏脊，在心俞、肺俞、脾俞、肾俞、膏肓、命门等穴重点按揉，每穴1~2分钟。

**步骤 2**

按神门、孔最、三阴交、足三里等穴各1~2分钟，以有酸胀感为度，拿肩井穴2~3分钟。

拿肩井穴

**步骤 3**

从大椎穴开始擦摩至腰骶部，每次2~3分钟，擦3~5次。擦涌泉穴3分钟。以上方法每日一次，至愈为止。

擦涌泉穴

**温馨提示**

肺结核患者合理饮食的原则是多吃富含蛋白质的食物，如鱼、蛋、瘦肉、牛奶、豆制品，多吃富含维生素的新鲜蔬菜、瓜果；少吃或不吃脂肪含量高的油腻食品；更要严格戒烟，节制饮酒。

第二章　家庭常见病的按摩

# 慢性胃炎

慢性胃炎属中医胃脘痛范畴，而胃脘痛又是多种胃病常出现的一个共同症状，是常见多发病，男女皆可发生，尤以中年人居多。本病多因长期饮食不规律，或精神刺激、情志不畅而气机逆乱、肝邪犯胃，或过度劳累、气候变化而外邪内侵、客犯脾胃等所致。

中脘

胃俞

足三里

中脘、足三里、胃俞等穴及背部膀胱经循行路线。

按摩方法

步骤 **1**

以中脘穴为中心在上腹部进行摩腹10~15分钟。

摩中脘穴

步骤 **2**

揉足三里穴约3分钟。

揉足三里穴

步骤 **3**

在背部膀胱经循行路线用推法按摩3~5分钟，重点按揉胃俞穴1~2分钟。以上方法每日1~2次，至愈为止。

推膀胱经

第二章　家庭常见病的按摩？

　　胃炎患者应保持精神愉悦，戒烟忌酒，忌过酸、过辣等刺激性食物，保持生活规律，劳逸结合，随气候变化及时增减衣物。

85

# 胃十二指肠溃疡

胃十二指肠溃疡的形成可能与中枢神经系统功能紊乱，以及胃液中胃酸和胃蛋白酶的消化作用有关，故亦称消化性溃疡。此病属中医"胃脘痛"范畴，多因情志不舒、饮食失调、气滞血瘀、络脉受损所致，或由慢性胃炎失治转化而成。

胃俞

肾俞

大肠俞

小肠俞

足三里

胃俞、小肠俞、肾俞、大肠俞、足三里等穴。

按摩方法

步骤 1

揉胃俞、小肠俞等穴
各1～3分钟。

揉胃俞穴

步骤 2

揉肾俞、大肠俞等
穴各1～3分钟。

揉肾俞穴

步骤 3

揉足三里穴1～3分
钟。用力从轻到
重，以上方法每日
一次，至愈为止。

揉足三里穴

温馨提示

应注意保持乐观的心态，养成良好的生活习惯，合理
饮食，避免食用刺激性食物，少食易导致胀气、过甜及过酸
的食物。注意休息，避免过度焦虑与劳累，戒烟忌酒。

第二章 家庭常见病的按摩

# 膈肌痉挛

中医称"呃逆"，俗称"打呃"，是以气逆上冲、喉间呃逆连声、声短而频，令人不能自主的一种症状。引起呃逆的原因很多，如进食过快、吃刺激性食物和吸入冷空气等，轻者间断打嗝，重者可连续呃逆或呕逆，腹胀、腹痛，甚至引起小便失禁。

胃俞、手三里、足三里、合谷、气海、中脘、膻中、内关、外关、章门等穴。

**按摩方法**

揉合谷穴

**步骤 1**

揉手三里、足三里、合谷等穴各2～3分钟。

摩中脘穴

**步骤 2**

按揉胃俞、章门、气海等穴各3分钟，摩中脘穴5分钟，擦膻中穴3分钟。

揉内关穴

**步骤 3**

揉内关、外关等穴各3分钟。

**温馨提示**

保持心情舒畅，适量食用生冷食品，煎炸难消化的食品不宜多吃，不宜食用易导致胀气的食物，保持大便通畅。

# 慢性肾炎

慢性肾小球肾炎简称为慢性肾炎，一般表现为蛋白尿、血尿、高血压、水肿等症状，起病方式各有不同，病变进展缓慢，可引发不同程度的肾功能减退，最终可发展为慢性肾衰竭，属中医"水肿"范畴。

大椎

脾俞

肾俞

长强

足三里

三阴交

肾俞、脾俞、足三里、三阴交等穴，脊柱督脉（大椎穴至长强穴）及两侧膀胱经。

**按摩方法**

揉肾俞穴

**步骤 1**

揉肾俞、脾俞等穴各5分钟。

推膀胱经

**步骤 2**

从大椎穴沿脊椎推至长强穴及推两侧膀胱经。如此重复15～30分钟。

按三阴交穴

**步骤 3**

按足三里、三阴交等穴各8～10分钟。以上方法每日一次，至愈为止。

**温馨提示**

慢性肾炎患者饮食要保持低盐、低脂肪、优蛋白、高维生素、高碳水化合物（糖类），忌肥腻、辛辣刺激性食物及各种海产品，宜戒烟忌酒，少喝咖啡，补充粗纤维食物。

第二章 家庭常见病的按摩

# 第二十九节 尿失禁

尿失禁是膀胱和尿道括约肌失去随意控制而产生的尿液不自主流出的现象。尿失禁古称"溺沥"，可以发生在任何年龄段及性别，尤其以女性及老年人为多。中医认为其多因肾虚失固所致。

肾俞、命门、脾俞、膀胱俞、小肠俞、大椎、肺俞、风池、神门、合谷、中脘、气海、关元、曲骨、水道、阴陵泉、阳陵泉、足三里、三阴交、太溪、昆仑等穴。

按摩方法

揉肾俞穴

步骤 **1**

揉大椎、肺俞、脾俞、肾俞、命门、膀胱俞、小肠俞等穴各2~3分钟。

揉气海穴

步骤 **2**

按摩中脘穴3分钟，揉气海、关元、曲骨、水道等穴各2~3分钟。

揉太溪穴

步骤 **3**

揉风池、神门、合谷、阴陵泉、阳陵泉、足三里、三阴交、太溪、昆仑等穴各2~3分钟。以上方法每日一次，至愈为止。

温馨提示

　　本病的预防要做到饮食清淡，多食含纤维素丰富的食物，防止因便秘而引起的腹压增高，保持有规律的性生活，防止尿道感染，加强体育锻炼，保持乐观、豁达的心情和积极平和的心态。

# 消化不良

消化不良是指消化系统本身的疾病或其他疾病引起消化功能紊乱的综合证，多因肝郁气滞、饮食不节所致。如暴饮暴食、时饥时饱、偏食辛辣肥甘，或食过冷、过热、过硬之物损伤脾胃，或久病体虚、脾胃消化功能减弱亦可导致本病。

中脘

内关

气海

关元

足三里

中脘、气海、关元、内关、足三里等穴。

按摩方法

**步骤 1**

在中脘、气海、关元等穴处用掌揉法顺时针与逆时针各揉1~2分钟。

揉中脘穴

**步骤 2**

在双侧内关、足三里等穴处用拇指揉1~2分钟，至局部有酸、胀、麻的感觉为止。以上方法每日按摩一次，至愈为止。

揉内关穴

揉足三里穴

**第二章 家庭常见病的按摩**

**温馨提示**

　　预防本病应养成良好的生活习惯，不暴饮暴食，避免吃不易消化的食物及饮用各种易产气的饮料，宜戒烟酒，避免食用生冷、辛辣刺激性的食物，经常进行锻炼以保持健康体态。

# 肠　炎

肠炎属中医"泄泻""腹泻"范畴，是一年四季、男女老幼皆可发生的常见多发病。中医认为，其多因湿邪侵袭、寒凉、饮食或情志失调、脾胃虚弱等因所致，病在肠胃，但与肝肾有关。表现为腹痛、肠鸣、大便次数增多、稀便甚至泻物如水样。

大椎

三焦俞

肝俞

脾俞

膀胱俞

中脘

章门

天枢

气海

大横

外关

内关

关元

手三里

足三里

三阴交

合谷

太冲

太溪

大椎、肝俞、脾俞、三焦俞、膀胱俞、合谷、内关、外关、手三里、中脘、章门、天枢、大横、气海、关元、足三里、三阴交、太溪、太冲等穴。

**按摩方法**

擦脾俞穴

**步骤 1**

按揉大椎穴，擦双侧肝俞、脾俞、三焦俞、肾俞、膀胱俞等穴各2~3分钟。

揉内关穴

**步骤 2**

揉合谷、内关、外关、手三里等穴各2~3分钟。

揉中脘穴

**步骤 3**

揉中脘、章门、天枢、大横、气海、关元等穴各2~3分钟。

揉太冲穴

**步骤 4**

揉足三里、三阴交、太溪、太冲等穴各2~3分钟。以上方法每日一次，至愈为止。

第二章 家庭常见病的按摩

97

# 便 秘

便秘是一种常见的复杂症状，多因排便动力缺乏或津液枯燥所致，主要表现为排便次数减少、粪便量减少、粪便干结、排便费力等。

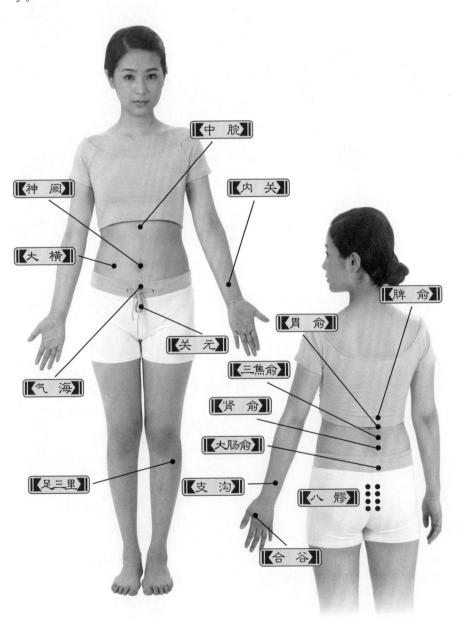

【中 脘】

【内 关】

【神 阙】

【大 横】

【脾 俞】

【胃 俞】

【关 元】

【三焦俞】

【气 海】

【肾 俞】

【大肠俞】

【足三里】

【支 沟】

【八 髎】

【合 谷】

中脘、神阙、关元、气海、大横、脾俞、胃俞、肾俞、大肠俞、三焦俞、八髎、合谷、支沟、足三里等穴。

**步骤 1**

按揉中脘、神阙、关元、气海、大横等穴各一分钟，然后用掌根以神阙穴为中心顺时针摩腹5分钟，再逆时针摩腹5分钟。

摩腹

**步骤 2**

用双手拇指揉脾俞、胃俞、肾俞、大肠俞、三焦俞、八髎等穴各一分钟，然后用掌根揉腰骶部3～5分钟。

揉肾俞穴

**步骤 3**

揉合谷、支沟、足三里等穴各一分钟。以上各穴每日一次，至愈为止。

揉足三里穴

按摩腹部时如感觉腹部有硬块，可用手指轻按硬块处，使其下行。便秘的预防：应养成良好的饮食习惯，多吃蔬菜、水果，少食辛辣刺激性食物，养成定时排便的习惯。

第二章 家庭常见病的按摩

# 第三十三节　落　枕

　　落枕多因睡眠时头颈部位置不当或枕头不适等，使颈部肌肉长时间维持在过度伸展位或紧张状态，引起颈部肌肉损伤或痉挛；或因风寒湿邪侵袭，使肌肉气血凝滞、经脉瘀阻；或者患者事前未有准备，致使颈部突然扭转等导致。

风池

大椎

肩外俞

天宗

风府

肩井

列缺

承山

悬钟

复溜

精准取穴巧按摩——改善一身痛

风池、肩井、大椎、列缺、天宗、风府、复溜、承山、悬钟、肩外俞等穴。

按摩方法

揉风池穴

**步骤1**

先做颈部屈伸、旋转活动，再揉风池、肩井、大椎、列缺、天宗、风府等穴各2～3分钟，另按揉疼痛点即阿是穴2～3分钟。

按承山穴

**步骤2**

按复溜、承山、悬钟等穴各1～2分钟。

拿颈部

**步骤3**

用右肘窝夹住患者下颌，左手扶于后枕部，缓慢向上牵引1～2分钟。再用掌根揉按肩外俞穴及拿提颈背部肌肉至有发热感为宜。

落枕的预防：首先应选择高低、软硬适宜的枕头睡觉，而且平时应做好颈肩部保暖，防止受凉，在工作、看书、看电视时应保持正确姿势，注意休息。如落枕反复发作可能是颈椎病的前兆，应及时诊治。

第二章 家庭常见病的按摩？

# 颈椎病

颈椎病是因颈椎退行性病变引起颈椎管或椎间孔变形、狭窄，刺激、压迫颈部脊髓、神经根，并引起相应临床症状的疾病。一般表现为头、颈、肩、臂麻木疼痛，若病变累及椎动脉及交感神经时，则可出现头晕、心慌等症，好发于40岁以上的成年人。

风池
天柱
大杼
大椎
阳陵泉
涌泉
脾俞
肾俞
外关
合谷
印堂
太阳
肩井
中脘
气海
关元
内关
阴陵泉
足三里
三阴交

印堂、太阳、风池、天柱、大椎、大杼、肩井、脾俞、肾俞、内关、外关、合谷、中脘、关元、气海、足三里、阴陵泉、阳陵泉、三阴交、涌泉等穴。

按摩方法

步骤 1

揉风池、天柱、大椎、大杼、印堂、太阳等穴各1～2分钟，拿肩井穴2分钟。

揉太阳穴

步骤 2

揉内关、外关、合谷、足三里、阴陵泉、阳陵泉、三阴交等穴各2分钟。

揉阴陵泉穴

步骤 3

揉中脘、气海、关元等穴各2分钟，擦脾俞、肾俞、涌泉等穴各2分钟。

擦涌泉穴

颈椎病的预防：应加强颈肩部肌肉的锻炼，工作空闲时做头及上肢的前屈、后伸及旋转运动，纠正不良姿势和习惯，避免高枕睡眠，注意颈肩部保暖。

第二章 家庭常见病的按摩

103

## 第三十五节 关节炎

关节炎以痛、酸、麻、重为主要症状，表现为屈伸不利、活动受限、红肿灼热、关节变形，其痛多游走不定，肢体沉重胀麻，关节伸展受限。本病属中医"痹证"范畴，为常见多发病。

【肩髃】 【肩髎】 【肩贞】 【环跳】 【尺泽】 【曲池】 【外关】 【阳池】 【合谷】 【大陵】 【外膝眼】 【内膝眼】 【阳陵泉】 【委中】 【足三里】 【三阴交】 【承山】

精准取穴巧按摩——改善一身痛

肩髃、肩髎、肩贞、曲池、尺泽、外关、大陵、阳池、合谷、环跳、内外膝眼、阳陵泉、足三里、三阴交、承山、委中等穴。

**按摩方法**

**步骤 1**

从肩部到腕部，上下往返用拿法，重点在肩、肘、腕等关节部分，配合揉肩髃、肩贞、肩髎、尺泽、外关、合谷、曲池、大陵等穴各3分钟。

揉曲池穴

**步骤 2**

揉腕部及各掌指和指间关节，然后再摇肩、肘关节，搓上肢4～5次。

揉指间关节

**步骤 3**

进行髋关节后伸、外展及膝关节的伸屈被动活动，揉环跳、承山、足三里、阳陵泉、内外膝眼、委中等穴各3分钟。

揉委中穴

**步骤 4**

做踝关节屈伸及内外翻活动，再捻摇足趾和摇踝关节，揉三阴交穴3分钟，最后搓下肢。

揉三阴交穴

# 腰肌劳损

腰肌劳损主要症状表现为腰部酸痛，日间劳累加重，休息后可减轻。长期积累可使肌纤维变性，甚而少量撕裂形成疤痕或纤维索条或粘连，致使长期慢性腰背痛。本病与天气变化有关，阴雨天疼痛加重，晴天缓解。

命门

肾俞

外关

志室

大肠俞

内关

合谷

小肠俞

命门、肾俞、志室、大肠俞、小肠俞、内关、外关、合谷等穴。

**按摩方法**

揉肾俞穴

**步骤 ➊**

揉命门、肾俞、志室、大肠俞、小肠俞等穴各2~3分钟。

揉内关穴

**步骤 ➋**

揉内关、外关、合谷等穴及腰部的阿是穴各2~3分钟。

擦腰背部

**步骤 ➌**

擦腰背部及腰骶部3分钟。以上方法每日一次，至愈为止。

**温馨提示**

本病的预防：首先要加强锻炼，如做一些前屈、后伸、左右腰部侧弯、回旋以及仰卧起坐的动作，避免腰部受潮和受寒；睡稍硬的床，以保持人体的正常生理曲度。

# 急性腰扭伤

急性腰扭伤是因负荷过重，或劳动、运动时姿势不当等造成的腰部软组织损伤。外伤后可突然感到腰部有响声，剧烈腰痛。也有当时无明显症状，迟发腰痛、活动受限者，局部肌痉挛严重者不能起床，可有明显压痛点。

肾俞

腰阳关

上髎

环跳

委中

阳陵泉

腰阳关、肾俞、上髎、环跳、委中、阳陵泉等穴及腰部阿是穴。

按摩方法

步骤 ①

推脊柱两侧膀胱经5~10分钟，重点按揉肾俞、腰阳关等穴。

推膀胱经

步骤 ②

揉上髎、环跳等穴及阿是穴即腰痛点各3~5分钟。

揉环跳穴

步骤 ③

揉委中、阳陵泉等穴各3~5分钟。

揉委中穴

第二章 家庭常见病的按摩

温馨提示

预防急性腰扭伤的发生，要在平常做剧烈活动之前做好充分的准备活动，长期弯腰工作、久坐、久蹲或坐过矮的椅子时不要突然站起或直腰，还要注意腰部的保暖。

# 第三十八节 腰椎间盘突出症

　　腰椎间盘突出症是因为腰椎经常受挤压、扭转等外力所致损伤而逐渐致腰椎间盘突出的一种退行性、慢性疾病，可压迫神经根引起股神经痛或坐骨神经痛的一种病证，尤以中老年人患者为多。

居髎

环跳

肾俞

承扶

委中

承山

太溪

精准取穴巧按摩——改善一身痛

110

肾俞、居髎、环跳、承扶、委中、承山、太溪等穴及腰骶部。

按摩方法

揉肾俞穴

**步骤 1**

揉肾俞、居髎、环跳等穴各3～5分钟。

揉太溪穴

**步骤 2**

揉承扶、委中、承山、太溪等穴各3～5分钟。

擦膀胱经

**步骤 3**

擦腰骶部及脊柱两侧膀胱经5～10分钟。

本病的预防：要注意平时保持良好的坐姿，睡眠时的床不宜太软，长期伏案工作者需要注意桌、椅高度，应定时做伸腰、挺胸活动，加强腰背肌训练，以防止失用性肌肉萎缩带来不良后果。

第二章 家庭常见病的按摩

第三十九节 **腓肠肌痉挛**

腓肠肌痉挛俗称"小腿抽筋"，多因过度疲劳、站立时间过久、寒冷刺激等致腓肠肌呈强直性痉挛，伸缩转动则疼痛加剧，多在午夜发作。

▲阳陵泉▼

▲足三里▼

▲委中▼

▲解溪▼

解溪、委中、阳陵泉、足三里等穴。

**按摩方法**

**步骤 ①**

施术者双手握住患者足跟牵引2~3分钟，然后将足背尽量屈曲，并按压解溪穴1~2分钟，致下肢有酸胀感。

按压解溪穴

**步骤 ②**

拿捏小腿，并按委中、阳陵泉、足三里等穴2~3分钟。

按委中穴

按足三里穴

**第二章 家庭常见病的按摩②**

**温馨提示**

注意：当腓肠肌痉挛解除后，不要马上做剧烈活动。平时预防应做好腿部保暖，避免冷刺激，进行各项运动前应做准备活动。

# 踝关节扭伤

　　踝关节扭伤又称为踝扭伤，是指在外力作用下，踝关节骤然向一侧活动而超过其正常活动度时，引起关节周围软组织，如关节囊、韧带、肌腱等发生撕裂伤。本病可发于任何年龄，以年轻人多见，尤其在运动过程中发生率最高。

■风市■

■足三里■

■太溪■

■太冲■

■悬钟■

■昆仑■

精准取穴巧按摩——改善一身痛

风市、足三里、太溪、昆仑、悬钟、太冲等穴。

按摩方法

步骤 **1**

按风市、足三里、太溪、昆仑、悬钟等穴各2分钟，按揉小腿2分钟。

按足三里穴

按太溪穴

步骤 **2**

按太冲穴2分钟，用双手帮助足踝关节做环转、屈伸等动作3分钟。

按太冲穴

**温馨提示**

　　早期踝关节扭伤可抬高患肢，冷敷以缓解疼痛和减少出血、肿胀等症状，适当休息，并注意保护踝部，按摩后可敷外用药以加强治疗效果。

第二章　家庭常见病的按摩？

第三章

中老年病的
按摩

# 肩周炎

　　肩周炎是指因肩关节及其周围软组织的急、慢性损伤或退行性病变而产生无菌性炎症，从而引起以肩部疼痛和功能障碍为主症的病证。本病又名"五十肩""冻结肩"，从这些名称就不难看出发病年龄、病因。本病在体力劳动者中多见，女性略多于男性。

肩井

天宗

秉风

肩髃

肩贞

肩前

曲池

肩井、秉风、天宗、肩贞、肩前、肩髃、曲池等穴及阿是穴。

按摩方法

步骤 **1**

拿揉肩关节周围肌肉，拿肩井、秉风、天宗、肩前、肩贞、肩髃等穴各3~5分钟。

拿肩井穴

按曲池穴

步骤 **2**

配合肩关节做内收、外展、后伸及内旋等动作，按曲池穴3~5分钟，从肩部到前臂反复上下搓动3~5遍。

搓前臂

温馨提示

平时注意肩部保暖，避免寒风直吹，减少负重。患者除进行积极的治疗外，必须坚持功能锻炼，有利于肩关节周围炎症较快地恢复，减少后遗症的发生。

# 冠心病

冠心病是由于冠状动脉血液循环障碍引起冠状动脉血流与心肌之间的供需平衡遭到破坏，从而导致心肌受损的疾病。推拿治疗对功能性冠心病的治疗效果比较明显，只做器质性冠心病的辅助疗法。

膻中

巨阙

内关

厥阴俞

心俞

巨阙、膻中、内关、心俞、厥阴俞等穴。

按摩方法

### 步骤 1

按膻中穴

按膻中、巨阙等穴各3分钟，横擦胸部以透热为度。

### 步骤 2

揉内关穴

揉内关穴，同时配合深呼吸5分钟。

### 步骤 3

擦背部

按揉心俞、厥阴俞等穴各3分钟，擦背部以透热为度。

**温馨提示**

　　注意情志方面的调养，避免精神紧张。平时要注意保暖，预防感冒。注意生活规律和饮食习惯，饮食宜低盐、低脂、低胆固醇，宜少量多餐，避免剧烈运动。适当加强体育锻炼，增强体质可改善心脏功能，调整脂质代谢，防止肥胖。定期检查心脏，注意对心脏的养护。

第三章　中老年病的按摩？

121

## 第三节 高血压

　　高血压是最常见的心血管疾病之一，尤其在中老年人群中。其最主要的特点是体循环动脉压升高，可表现为收缩压升高、舒张压升高或两者均升高。长期高血压可影响体内脏器，尤其是心、脑、肾的功能，甚至导致脏器衰竭，造成患者的病残或死亡。

百会

印堂

太阳

天突

期门

肝俞

风池

曲池

鸠尾

阳陵泉

涌泉

太冲

精准取穴巧按摩——改善一身痛

百会、印堂、风池、太阳、天突、鸠尾、曲池、期门、肝俞、阳陵泉、太冲、涌泉等穴。

按摩方法

揉太阳穴

**步骤1**

双手自印堂穴沿眉弓向外侧分推1~3分钟，并揉百会、风池、太阳等穴各一分钟。

掌推天突穴
至鸠尾穴

**步骤2**

用推法在天突穴至鸠尾穴往返操作，并按揉双侧期门、曲池等穴1~3分钟，以掌摩腹部，摩动的方向以顺时针为宜。

揉涌泉穴

**步骤3**

揉双侧的肝俞、阳陵泉、太冲、涌泉等穴各1~2分钟。

**温馨提示**

患者应避免过度紧张，保持开朗、乐观的情绪，保证足够的睡眠时间。科学锻炼，运动量适当，防止肥胖，戒烟酒，宜低脂、低盐饮食。

## 第四节 高脂血症

　　高脂血症是指由于脂类代谢或运转异常，使一种或多种血脂浓度超过正常范围。中医认为，其多因肝阳偏亢，化风内动，上扰清窍，或脾虚生化不足致五脏失养等致病，可表现为头晕、头痛、耳鸣、心烦、盗汗、肢体发麻、口干咽燥等症。

涌泉

足三里

丰隆

太冲

行间

精准取穴巧按摩——改善一身痛

涌泉、足三里、丰隆、太冲、行间等穴。

按摩方法

擦涌泉穴

步骤 **1**

擦涌泉穴3~5分钟。

按丰隆穴

步骤 **2**

按足三里、丰隆等穴各3~5分钟。

揉太冲穴

步骤 **3**

揉太冲、行间等穴各3~5分钟，以有胀痛感为宜。

第三章 中老年病的按摩

高脂血症患者可多食用鱼类、大豆及豆制品、禽肉、瘦肉等能提供优质蛋白且饱和脂肪酸、胆固醇较低的食物，控制动物肝脏的摄入量，尽量减少动物油脂摄入，多食用蔬菜、水果、粗粮等。

## 第五节 糖尿病

糖尿病一般表现为"三多一少"症状，即多尿、多饮、多食和消瘦，且以化验检查血糖增高、尿糖阳性为特征。本病属中医"消渴"范畴，很难根治。

膻中
中脘
章门
天枢
气海
梁门
内关
关元
肩井
脾俞
胃俞
肾俞
阴陵泉
三阴交

精准取穴巧按摩——改善身痛

膻中、中脘、梁门、章门、天枢、关元、气海、脾俞、胃俞、肾俞、肩井、内关、阴陵泉、三阴交等穴。

按摩方法

揉膻中穴

**步骤 1**

揉膻中、中脘、梁门、章门、天枢、关元、气海等穴各3~5分钟。

揉肾俞穴

**步骤 2**

揉脾俞、胃俞、肾俞等穴各3~5分钟。

揉三阴交穴

**步骤 3**

揉肩井、内关、阴陵泉、三阴交等穴各3~5分钟。以上方法每日或隔日一次，10次为一个疗程。

温馨提示

本法有清胃泻火、养阴保津、滋阴固肾之功，故而用之多效。

第三章 中老年病的按摩

127

# 脑卒中后遗症

脑卒中发病急骤、凶险，多数与动脉硬化有关，常见于中老年患者，且急性期过后多留有后遗症。脑卒中后遗症以口眼㖞斜、舌强语謇、偏瘫、肢体疼痛等为多见。

肩髃
曲池
手三里
合谷
阳陵泉
悬钟
昆仑
解溪
环跳
外关

精准取穴巧按摩——改善一身痛

肩髃、曲池、手三里、外关、合谷、环跳、阳陵泉、悬钟、解溪、昆仑等穴。

**步骤 1**

在患者上下肢施行拿、揉法约15分钟，重点揉肩髃、曲池、手三里、外关、合谷等穴。

揉外关穴

**步骤 2**

沿背部督脉循行线施以按法约5分钟，并按环跳穴3分钟。

按环跳穴

**步骤 3**

揉阳陵泉、悬钟、解溪、昆仑等穴各3分钟，最后帮助患者活动上肢腕、肘、肩关节和下肢踝、膝、髋关节20～30次。以上方法每日一次，至愈为止。

揉解溪穴

　　脑卒中后遗症患者应注意避免精神刺激、保持良好的心态、乐观处世。注意饮食起居，勿过食油腻食物。同时多做肢体功能锻炼，逐渐增加运动量。

## 第七节 面 瘫

面瘫又称口僻，俗称"歪嘴巴"，是由于损伤了面神经传导通路的某一个部位，而造成面部的表情肌出现瘫痪。面瘫一般多见于一侧损伤，两侧损伤的病例极少发生。本病可发生于任何年龄，多数患者为20～40岁，男性多于女性。

太阳

四白

下关

颊车

地仓

阳白

印堂

睛明

迎香

承浆

翳风

风池

听宫

颧髎

听会

合谷

精准取穴巧按摩——改善一身痛

印堂、阳白、太阳、四白、睛明、迎香、地仓、颧髎、下关、颊车、听宫、听会、承浆、翳风、风池、合谷等穴。

按摩方法

步骤 1

揉印堂、阳白、太阳、四白、睛明、迎香、地仓、颧髎、下关、颊车等穴各1~3分钟。

揉四白穴

步骤 2

在印堂至太阳、上下眼眶、睛明至听宫、迎香至听宫用指擦法持续6分钟，按揉听会、承浆、翳风等穴1~3分钟。

擦睛明穴至听宫穴

步骤 3

揉肩井、内关、阴陵泉、三阴交、合谷等穴各3~5分钟。以上方法每日或隔日一次，10次为一个疗程。

揉合谷穴

第三章 中老年病的按摩

在面部等处用擦法时应根据患者的皮肤条件掌握好适当的力度，如果皮肤过于干燥，可以采用一定的油性介质，且按摩疗法以患侧颜面部为主，健侧做辅助治疗。

第四章
女性病的按摩

# 第一节 月经不调

月经不调是指月经的周期、经期、经色、经质等发生异常并伴有其他症状的一种疾病，又称经血不调，包括月经先期、月经后期、月经先后不定期、月经过多、月=经过少等证。

精准取穴巧按摩——改善一身痛

中脘、气海、关元、中极、脾俞、肝俞、肾俞、命门、八髎、足三里、血海、阴陵泉、三阴交、太冲、太溪等穴。

按摩方法

**步骤 1**

顺时针摩腹6～8分钟，按揉中脘、气海、关元、中极等穴各2分钟。

摩腹

**步骤 2**

推背部两侧膀胱经，重点推揉脾俞、肝俞、肾俞等穴3～5分钟。

推膀胱经

**步骤 3**

按命门、八髎、足三里、血海、阴陵泉、三阴交、太冲、太溪等穴各2分钟，以有酸胀感为度。

按阴陵泉穴

第四章 女性病的按摩

**温馨提示**

月经不调的女性需注意气候环境变化，不要着凉，但亦不宜过热；保持心情舒畅，避免情志过极、扰及冲任而发本病；注意调节饮食，避免暴饮暴食，或过食肥甘厚味、生冷寒凉、辛辣之品；注意休息，不宜过度疲劳或剧烈运动；避免房劳过度，注意避孕，以免流产损伤冲任及肾气。

# 痛 经

　　凡在月经期或行经前后，出现周期性小腹疼痛、坠胀，伴腰酸或痛引腰骶，甚至剧痛晕厥者，称为"痛经"，亦称"经行腹痛"。本病是妇科常见病之一，好发于青年女性。

关元　气海　肾俞　八髎

气海、关元、肾俞、八髎等穴及背部膀胱经循行路线。

按摩方法

**步骤 1**

摩小腹10分钟，按揉气海、关元等穴各5分钟。

摩小腹

**步骤 2**

沿背部膀胱经循行路线推2分钟，重点按揉肾俞、八髎等穴各5分钟，以酸胀为度。

推膀胱经

**步骤 3**

擦八髎穴部位，以透热为度。

擦八髎穴

第四章 女性病的按摩

痛经女性经期要注意保暖，避免寒冷；注意经期卫生，经期禁止房事；适当休息，不要过度疲劳；情绪安定，避免暴怒、焦虑情绪；经期注意调理饮食，忌食辛辣、寒凉、生冷食品。

## 第三节 闭 经

　　闭经，又称经闭，是指生育期女性停经3个月经周期以上者，是妇科常见多发病，多因气血不足、肝肾亏虚；或气滞血瘀、寒（痰）湿阻遏所致。

气海

关元

肝俞

脾俞

肾俞

精准取穴巧按摩——改善一身痛

关元、气海、肝俞、脾俞、肾俞等穴。

按摩方法

摩腹

**步骤 1**

先以手掌由轻到重按压小腹部10次左右，然后掌摩腹部5~8分钟。

**步骤 2**

揉关元、气海等穴各1~3分钟，最后用双手提拿小腹部肌肉10次左右，手法和缓。

揉气海穴

**步骤 3**

先用手掌推摩腰骶部，以有热感为度。再用双拇指揉肝俞、脾俞、肾俞等穴各1分钟。以上方法每日一次，至愈为止。

揉肾俞穴

**温馨提示**

　　闭经患者应适当锻炼身体，注意劳逸结合，避免精神紧张，注意饮食起居，必要时可配合药物治疗。

# 带 下

带下是指妇女经常从阴道流出黏液性如涕、唾液样分泌物的一种妇科病证，是妇科临床常见多发病，多因脾虚生湿、湿郁化热、湿热下注，或气血虚弱、外邪入侵所致。

中脘

关元

脾俞

三焦俞

合谷

足三里

三阴交

关元、中脘、合谷、脾俞、三焦俞、足三里、三阴交等穴。

按摩方法

步骤 1

揉脾俞、三焦俞、足三里、三阴交等穴各2~3分钟。

揉足三里穴

揉中脘穴

步骤 2

揉关元、中脘等穴各2分钟。

揉合谷穴

步骤 3

擦小腹、揉合谷穴各2分钟。以上方法每日按摩一次，至病愈为止。

**温馨提示**

带下病患者的阴部用药和冲洗，应在月经干净后。治疗期间禁止性生活，换下来的内裤要煮沸消毒，注意阴部卫生。

# 缺 乳

产妇哺乳期乳汁分泌过少或全无，即称为缺乳。中医认为，乳汁由血生化而成，赖气以运行，所以乳汁的多少与气血关系极为密切。

乳根

膻中

中脘

脾俞

胃俞

肝俞

膈俞

少泽

足三里

三阴交

膈俞、肝俞、脾俞、胃俞、乳根、膻中、中脘、足三里、三阴交、少泽等穴。

按摩方法

揉脾俞穴

**步骤 1**

揉膈俞、肝俞、脾俞、胃俞等穴各5分钟，用力由轻到重，边按边揉，使局部产生胀痛的感觉。

揉膻中穴

**步骤 2**

以双手掌在乳房周围轻轻揉摩1～3分钟，再用五指以指腹轻抓揉乳房10～20次，并随抓揉轻轻震抖，然后五指并拢，用两掌指面置于双侧乳根穴上，按顺时针方向做圆形揉摩，反复3～6分钟。以中指揉膻中穴，力量由轻到重，以感局部发热为度。

揉三阴交穴

**步骤 3**

揉中脘、足三里、三阴交等穴各1～2分钟，再用拇指指甲点按双侧少泽穴，约一分钟。以上方法每日一次，至病愈为止。

产妇产前应经常用温水清洗乳头，有乳头凹陷畸形时，应用干净手指经常挤压、牵拉，使乳头凸起，经常按摩双侧乳房。按时哺乳，不要积乳。保证充足睡眠，保持心情舒畅、精神愉快、精力旺盛。注意调节饮食与营养，不可偏食，少食油腻食物。

第四章 女性病的按摩

## 第六节 产后腰腿痛

产后腰腿痛多因产后休息不当，过早持久站立或端坐，致使产妇妊娠时松弛的骶髂关节韧带不能及时恢复，造成劳损所致；或因分娩过程中骨盆韧带损伤，再加上产后过早劳动或负重，引起关节囊周围组织粘连，妨碍了骶髂关节的正常运动所致。

精准取穴巧按摩——改善一身痛

冲门、环跳、腰阳关、委中、肾俞、秩边、承山等穴。

按摩方法

按委中穴

步骤 **1**

由轻渐重，按冲门、环跳、腰阳关、委中等穴各3～5分钟。

揉肾俞穴

步骤 **2**

揉肾俞、秩边、承山等穴各3～5分钟。

擦腰骶部

步骤 **3**

按揉阿是穴，再横擦腰骶部，至有热感为度。

**温馨提示**

产后腰痛的预防：首先应从孕期开始，避免经常弯腰或久站久蹲，产后给宝宝喂奶时注意采取正确姿势，且在生活中注意腰腿部的保暖等。

第四章 女性病的按摩

# 更年期综合证

更年期综合证是由于女性卵巢功能的退化，引起内分泌紊乱，而出现自主神经系统功能紊乱的症状，表现为失眠、不安、焦躁、眩晕、耳鸣、腰痛、心悸、多汗等症状，是50岁左右绝经期前后女性的常见病。

精准取穴巧按摩——改善一身痛

太阳、风池、脾俞、足三里、印堂、关元、肾俞、章门、合谷、太冲等穴及腰骶部。

按太阳穴

按摩方法

步骤 1

按太阳、印堂、风池等穴各2～3分钟，分推前额部2分钟。

步骤 2

揉章门、关元、脾俞、肾俞、足三里等穴各2～3分钟，重擦腰骶部2分钟。

揉关元穴

步骤 3

揉合谷穴2分钟，揉太冲穴2分钟。以上方法每日一次，至愈为止。

揉太冲穴

处于更年期的女性要注意饮食营养，对于更年期有头昏、失眠、情绪不稳定等症状的人，饮食应控制盐的摄入量，多吃含B族维生素的蔬菜和粗粮，避免吃刺激性食物。要保持乐观、愉快的情绪，加强身体锻炼。

第四章 女性病的按摩

# 第五章
# 男性病的按摩

# 第一节 前列腺炎

　　前列腺炎是中老年男性常见病，有急性、慢性之分，属中医"白浊"范畴，主要是湿热下注，结聚会阴所致。肾虚或脾虚为病之本，湿热为病之标。

精准取穴巧按摩——改善一身痛

中极、气海、肾俞、三焦俞、阴谷、委阳、三阴交、阳陵泉、胞肓、八髎、曲骨等穴。

按摩方法

**步骤 1**

揉中极、气海、肾俞、三焦俞、阴谷、委阳、三阴交、阳陵泉等穴各3~5分钟。

揉气海穴

揉三阴交穴

**步骤 2**

从左侧胞肓穴开始，顺时针方向经八髎穴至右侧胞肓穴用摩法反复10次。用力以有轻度压迫感及舒适感为度。

摩腰骶部

**步骤 3**

按曲骨穴约5分钟。以上方法每日一次，至愈为止。

第五章　男性病的按摩

# 第二节 前列腺肥大

前列腺肥大是老年男性常见疾病，因为前列腺逐渐增大对尿道及膀胱出口产生压迫作用，临床上表现为尿频、尿急、夜间尿次增加和排尿费力，并能导致泌尿系统感染、膀胱结石和血尿等并发症，对生活质量产生严重影响，属中医的"癃闭"范畴。

【合谷】 【风池】 【大椎】
【外关】 【肺俞】 【脾俞】
【中脘】 【三焦俞】
【关元】 【内关】 【肾俞】
【曲泉】 【膀胱俞】
【足三里】 【中极】 【承山】
【丰隆】 【三阴交】
【太冲】 【太溪】 【昆仑】

精准取穴巧按摩——改善身痛

大椎、肺俞、脾俞、肾俞、三焦俞、膀胱俞、合谷、内关、外关、风池、中脘、关元、中极、曲泉、承山、足三里、丰隆、三阴交、太溪、昆仑、太冲等穴。

按摩方法

揉肺俞穴

**步骤 1**

揉大椎、肺俞、脾俞、肾俞、三焦俞、膀胱俞、中脘、关元、中极等穴3~5分钟。

揉合谷穴

**步骤 2**

揉风池、合谷、内关、外关等穴各3~5分钟。

揉三阴交穴

**步骤 3**

揉曲泉、承山、足三里、丰隆、三阴交、太溪、昆仑、太冲等穴。以上方法每日一次，每次3~5分钟，可缓解症状。

**温馨提示**

前列腺肥大患者在秋末至初春时因寒冷往往会使病情加重，因此患者一定要注意防寒，预防感冒和上呼吸道感染等。应绝对忌酒，少食辛辣刺激性食品，夜间适当减少饮水，以免睡后膀胱过度充盈，白天应多饮水。

第五章 男性病的按摩

# 阳痿

　　阳痿是指男子阴茎不能勃起或举而不坚，以致影响性生活的一种病证，是男性性功能障碍的一种表现。中医认为，其多因肾虚、惊恐、纵欲过度，导致精气虚损，或少年手淫、思虑忧郁等因所致。

合谷

外关

脾俞

肾俞

命门

关元

内关

曲泉

阴陵泉

阳陵泉

足三里

三阴交

涌泉

悬钟

内关、外关、合谷、脾俞、命门、肾俞、关元、曲泉、阴陵泉、阳陵泉、三阴交、足三里、悬钟、涌泉等穴。

**按摩方法**

揉命门穴

**步骤1**

揉脾俞、命门、肾俞、关元等穴各3分钟，横擦小腹5分钟。

揉三阴交穴

**步骤2**

揉曲泉、阴陵泉、阳陵泉、三阴交、足三里、悬钟等穴各3分钟。

擦腰骶部

**步骤3**

揉内关、外关、合谷、涌泉等穴各3分钟，重擦腰骶部30遍。以上方法每日或隔日一次，至愈为止。

温馨提示

本病患者要树立信心，不能悲观失望，保持性格开朗，注意生活调整，房事有节有度，并加强锻炼，以增强体质，提高抗病能力。

第五章 男性病的按摩

155

# 遗 精

遗精是指沒有牲交而精液自行外泄的一种疾病。其中有梦而遗精者,名为"梦遗";无梦而遗精者,甚至醒时精液流出者,称为"滑精"。两者均是精液外泄,故统称为"遗精"。

精准取穴巧按摩——改善一身痛

涌泉、气海、关元、肾俞、三阴交、足三里等穴。

按摩方法

步骤 **1**

推擦涌泉穴3分钟。

擦涌泉穴

步骤 **2**

揉气海、关元穴各2分钟。

揉气海穴

步骤 **3**

揉肾俞、足三里、三阴交各2分钟。以上方法每日或隔日按摩一次，至愈为止。

揉三阴交穴

第五章　男性病的按摩 9

**温馨提示**

　　遗精患者应排除杂念、清心寡欲，戒除手淫、戒烟酒，晚餐不过饱，注意小腹保暖，保持性器官卫生。

# 早 泄

　　早泄是指在性生活过程中过早地射精，是男性性功能障碍的一种情况。临床表现为阴茎能勃起，但尚未进入女方阴道就发生射精；或已进入阴道，但时间持续1～2分钟就射精。早泄影响性生活质量，严重的还会影响生育，影响夫妻关系，发生感情危机。

【三焦俞】
【大肠俞】
【中极】
【小肠俞】
【关元俞】
【曲骨】
【血海】
【三阴交】
【足三里】

三焦俞、大肠俞、关元俞、小肠俞、中极、曲骨、血海、足三里、三阴交等穴。

按摩方法

揉大肠俞

**步骤 1**
揉三焦俞、大肠俞、关元俞、小肠俞等穴各3~5分钟。

手推小腹

**步骤 2**
从中极穴到曲骨穴平推，至皮肤有热感为止。

按三阴交穴

**步骤 3**
按血海、足三里、三阴交等穴2~3分钟。每日一次，至愈为止。

夫妻之间要相互体贴，一旦出现早泄症状，不可相互责备、埋怨，而应找出原因，共同配合治疗。注意生活要有规律，加强体育锻炼。可吃一些含有锌元素的食物，可提高人体的免疫力，锌元素还是精液和性激素的重要组成成分。

第六章
小儿病的按摩

# 小儿按摩的特定部位

从生理的角度考虑，小儿的身体与成人相比具有不同之处，因此小儿按摩与成人按摩也有很大的不同。小儿推拿常用的穴位，除了采用十四经部分腧穴及经外奇穴、阿是穴外，多数穴位是小儿推拿特定穴，多分布在肘关节以下，且以手掌部、手背部居多。

## 小儿按摩的常用部位

脾　经：拇指末节螺纹面。

肝　经：示指末节螺纹面。

心　经：中指末节螺纹面。

肺　经：无名指末节螺纹面。

肾　经：小指末节螺纹面。

大肠经：示指桡侧指端到虎口呈一直线。

胃　经：拇指掌面近掌端第一节。

板　门：手掌面大鱼际顶面。

内劳宫：手掌面掌心正中。

内八卦：在手掌面以掌心内劳宫为圆心，内劳宫到中指根中外1/3交界处为半径所做圆周上。

小天心：手掌面大小鱼际交接处。

总　筋：在手掌面腕掌关节横纹正中处。

心经　肺经　肝经　大肠经　肾经　脾经　内八卦　胃经　内劳宫　小天心　板门　总筋

四横纹：手掌面示、中、无名、小指近掌端指间关节横纹处。

小横纹：手掌面示、中、无名、小指掌指关节横纹处。

小肠经：小指尺侧从指端到指根呈一直线。

二扇门：中指根部指蹼两侧左右各一。

一窝风：手背掌腕关节横纹正中凹陷处。

外劳宫：位于手背，与内劳宫相对。

外八卦：位于手背，与内八卦相对。

四横纹

小横纹

小肠经

二扇门

二扇门

外劳宫

外八卦

一窝风

第六章　小儿病的按摩

腹：整个腹部。

脐：肚脐。

肚　角：天枢穴下2寸，脐旁两侧的大筋。

丹　田：位于脐下2~3寸之间。

三　关：前臂桡侧阳池穴至曲池穴呈一直线。

天河水：在前臂正中呈一直线。

六　腑：前臂尺侧阴池穴至肘呈一直线。

天门（攒竹）：两眉中间至前发际呈一直线。

坎　宫：眉头至眉梢呈一横线。

太阳穴：眉外稍后方凹陷处。

天柱骨：位于颈后发际正中至大椎穴的这一直线部位。

脊　柱：后背正中大椎穴至龟尾呈一直线。

七节骨：第4腰椎至尾骨尖端呈一直线。

龟　尾：尾骨尖端。

# 小儿按摩的注意事项

小儿按摩的按摩顺序、按摩时间、选取的穴位，以及按摩配用的介质等都要注意。按摩者要有耐心、细心，态度和蔼，认真操作。手指甲必须修剪圆润光滑，以免划伤患儿皮肤。

小儿按摩一般按照"一头面，二上肢，三胸腹，四腰背，五下肢"的顺序进行。另外，因小儿的自控能力较弱，所以可先按摩那些刺激较轻、不易引起小儿哭闹的部位；相反，一些刺激性较大，容易引起小儿急躁的部位，可放在后面阶段按摩。此外，像"拿""掐""捏"等强刺激手法，除急救以外，也应放在最后操作。

| 头 面 | → | 上 肢 | → | 胸 腹 |
| 下 肢 | ← | 腰 背 |

小儿按摩，首先要选择一个合适的体位，以能让小儿感到舒适为宜。在按摩的过程中，尽量多与小儿说话，或放上一段舒缓的音乐，以消除紧张情绪。

小儿按摩的时间一般为10～20分钟为宜。若局部出现异常，如破损、溃疡、骨折、出血等，应停止按摩。按摩后出汗时，应快速擦干，并注意避风，以防感冒。此外，小儿在过饥、过饱或过度疲劳时，也不宜进行按摩。

**温馨提示**

宝宝的皮肤很娇嫩，在按摩时除了手法要轻缓以外，还可以给按摩部位涂抹橄榄油、清水等润滑剂，以免伤到宝宝的皮肤。

# 小儿按摩手法

小儿按摩手法与成人手法相比，其手法尤其强调轻快柔和、平稳着实，适达病所而止，不可竭力攻伐。小儿肌肤娇嫩，按摩时一般要借助适当的介质，以防损伤患儿肌肤。

## 捏法

操作 以单、双手的拇指与示、中两指或拇指与四指的指面做对称性着力，夹持住患儿的肌肤或肢体，相对用力挤压并一紧一松逐渐移动，称为捏法。小儿按摩主要用于脊柱，故又称捏脊法。

捏脊

要领 （1）操作时要有节律性，操作时间的长短和手法强度的大小及挤捏面积的大小要适中，用力要均匀。

（2）操作时要用指面着力，不能以指端着力挤捏，更不能将肌肤拧转，或用指甲掐压肌肤。

适用部位 脊柱、四肢等部位。

## 运法

操作 以拇指螺纹面或示、中指的螺纹面在患儿体表做环形或弧形移动，称为运法。

要领 （1）操作时，着力部位要轻贴体表。

（2）用力宜轻不宜重，作用力仅达体表，只在皮肤表面运动，不带动皮下组织。

适用部位 手掌、胸腹、背腰等部位。

运外八卦

运内八卦

## 🪷 掐 法 ·····················

操作　以拇指甲切掐患儿的穴位或部位称为掐法，又称"切法""指针法"。

要领　（1）掐后宜用揉法，以缓和刺激。

（2）不宜反复长时间应用，不可掐破皮肤。

适用部位　头面及手足部穴位。

掐四横纹

掐小横纹

## 🪷 推 法 ·····················

操作　以拇指或示、中两指的螺纹面着力，附着在患儿体表一定的穴位或部位上，做单方的直线或环旋移动，称为推法。

要领　（1）进行推法时动作要轻快连续，一拂而过，力度均匀柔和，仅在皮肤表面推动，不得带动皮下组织。

（2）不可推破皮肤，以推后皮肤不发红为佳，一般需辅以介质，随蘸随推。

适用部位　适用于头面、胸腹、掌腕、四肢、脊柱等部位。

开天门

推坎宫

## 第四节 小儿流涎症

　　流涎症，中医称"滞颐"，又名"涎液不收"，是指小儿唾液过多而引起口涎外流的一种常见症状。患儿口涎外流，浸渍两颊及胸前，常致衣服浸湿，且口腔周围有粟粒样红疹及糜烂。患口疮及口疳的小儿也常伴有流涎现象，需与之鉴别。

百会

肺经

肾经

脾经

内八卦

三关

足三里

百会、脾经、肺经、肾经、内八卦、三关、足三里等穴。

按摩方法

补脾经

**步骤 1**

补脾经、补肺经、补肾经等各300～500次，用拇指螺纹面旋推各经位置为补法。

运内八卦

**步骤 2**

运内八卦100～300次，由腕向肘方向直推三关100～300次，顺时针摩腹3～5分钟。

揉百会穴

**步骤 3**

揉足三里、百会等穴3～5分钟，捏脊5～7次。

**温馨提示**

加强局部护理，保持患儿下颌、前颈及胸前部清洁、干燥。大人不宜经常吻或用手捏患儿腮部，避免损伤腮腺，少吃酸性食物，避免刺激引起唾液大量分泌。

第六章 小儿病的按摩

# 第五节 小儿呕吐症

呕吐是指食物或痰涎等由胃中上逆而出的病证，中医认为，其为胃失和降、气逆于上所致。呕吐是小儿常见的症状，发病无年龄及季节限制，但以婴幼儿和夏秋季节为多见。

脾经

胃经

内八卦

板门

小横纹

中脘

足三里

脾经、胃经、板门、小横纹、内八卦、中脘、足三里等穴。

按摩方法

清胃经

步骤1

清脾经、清胃经等各300～500次，由指端向指根方向直推为清法。

步骤2

揉板门3～5分钟，由小横纹推向板门300～500次，运内八卦100～300次。

揉板门

步骤3

揉中脘、足三里等穴各3～5分钟，分推腹部50～100次。

揉中脘

第六章 小儿病的按摩

呕吐轻者，可进食易消化的流质或半流质食物，宜少量多次进食。呕吐较重者可暂予禁食，病情好转后恢复进食。哺乳时不宜过急，以防吞进空气，哺乳后需抱正身体，轻拍背部以排出吸入的空气，以免诱发呕吐。

# 小儿厌食症

厌食是指小儿较长时间厌恶进食，食量减少，甚至拒食的一种常见的脾胃病证，多见于1～6岁小儿，于夏季暑湿当令时症状加重。本病一般预后良好，但长期不愈会使患儿体重减轻、精神疲惫、抗病能力下降，易引发其他疾病或导致病情发展。

四横纹

内八卦

脾经

脾俞

胃俞

中脘

足三里

脾经、内八卦、四横纹、中脘、脾俞、胃俞、足三里等穴。

**按摩方法**

步骤 **1**

补脾经300～500次，运内八卦100～300次，掐揉四横纹100～300次。

补脾经

步骤 **2**

摩中脘穴、摩腹各3～5分钟。

摩腹

步骤 **3**

揉脾俞、胃俞、足三里等穴各3～5分钟。

揉足三里穴

**温馨提示**

　　培养良好的饮食习惯，饮食要定时，不可过食零食、甜食、肥腻及生冷之品，纠正偏食习惯。避免过度劳累，如看电视太多、玩电子游戏机及学习任务繁重等，使小儿精神过度紧张，影响食欲和食量。禁止采取强迫手段迫使患儿进食，避免进餐时管教孩子，以免产生逆反心理加重厌食，对患儿可采取投其所好法。

# 小儿腹泻

腹泻是指小儿大便次数增多，粪质稀薄或完谷不化，甚至泻出如水样。小儿腹泻多见于2岁以下婴幼儿，一年四季均可发生，但以夏、秋两季为多见。久泻迁延日久，可影响小儿的营养、生长和发育。

【大肠经】

【脾经】

【三关】

【脐】

【七节骨】

【龟尾】

脾经、大肠经、三关、脐、七节骨、龟尾等穴。

**按摩方法**

**步骤 1**

补脾经、补大肠经等各300～500次，由腕向肘方向直推三关100～300次。

推三关

**步骤 2**

顺时针摩腹3～5分钟，按揉脐部3～5分钟。

掌摩腹

**步骤 3**

向上直推七节骨100～300次，按揉龟尾1～3分钟，捏脊5～7次。

推七节骨

**温馨提示**

保持居室安静、卫生清洁及空气流畅。适时增减衣服，避免着凉与过热。控制饮食，减少脾胃负担，饮食宜清淡，少量多餐。严重腹泻患儿可禁食4～6小时，病情好转后逐渐恢复少量母乳或米汤、粥等易消化的食物。

# 小儿发热

发热是指体温异常升高的一种病证，是小儿常见病，可表现于多种急慢性疾病之中。小儿发热应与运动后、衣着过厚或饮热水等所引起的体温一时性升高相区别。

肺经

坎宫

天门

迎香

太阳

风池

天柱骨

肺俞

六腑

天河水

天门、坎宫、太阳、迎香、肺经、天河水、肺俞、风池、六腑、天柱骨等穴。

按摩方法

开天门

步骤1

开天门30~50次，即用拇指自下而上交替直推；推坎宫50~100次，即自眉头沿眉向眉梢分推；按揉太阳、迎香两穴各3~5分钟。

退六腑

步骤2

清肺经、清天河水（由腕向肘方向直推）、退六腑（由肘向腕方向直推）各100~500次。

推背

步骤3

按揉风池、肺俞两穴各3~5分钟，向下推天柱骨100~300次，由上向下推脊100~300次。

温馨提示

患儿要尽量多休息，以利尽快恢复。患病期间应多饮水，饮食宜清淡且富有营养。积极针对原发病证进行治疗，对高热不退者应及时送医治疗。

第六章 小儿病的按摩

## 第九节 小儿咳嗽

医学认为"有声无痰谓之咳，有痰无声谓之嗽，声痰俱有是为咳嗽"。凡以咳嗽为主要表现的病证，均属本病的范畴。本病一年四季均可发生，但以冬春居多，常因气候变化诱发。

天门、坎宫、膻中、肺俞、肺经、太阳、一窝风、小横纹、三关等穴及耳后高骨。

**按摩方法**

**步骤 1**

开天门30～50次，推坎宫50～100次，揉太阳穴、耳后高骨3～5分钟。

揉太阳穴

**步骤 2**

清肺经30～50次，揉一窝风、小横纹各3～5分钟、由腕向肘方向直推三关100～300次。

揉一窝风

**步骤 3**

擦膻中、肺俞两穴1～3分钟，搓胁肋3～5分钟。

搓胁肋

经常到户外活动，加强锻炼，增加小儿抗病能力。避免感受风邪，积极预防感冒。注意休息，咳嗽重的患儿可影响睡眠，应保持室内安静，保证充足的睡眠。经常变换体位及拍打背部，以促进痰液的排出。饮食应给予易消化、富含营养的食品。

179

# 小儿遗尿

　　遗尿又称尿床，是指3周岁以上的小儿睡中小便自遗，醒后方觉的一种病证。遗尿若未能及时治愈，迁延日久则可能影响小儿智力发育。对3周岁以下的小儿，因脑髓未充、智力未健，或正常的排尿习惯尚未养成而产生尿床者，不属本病的范畴。

精准取穴巧按摩——改善一身痛

百会、水沟（人中）、外劳宫、肾经、三关、肾俞、三阴交、八髎、丹田等穴。

按摩方法

步骤**1**

揉百会、水沟（人中）、外劳宫等穴各3～5分钟。

揉百会穴

步骤**2**

补肾经300～500次，由腕向肘方向直推三关100～300次。

补肾经

步骤**3**

按揉肾俞、三阴交、丹田等穴各3～5分钟，擦八髎穴1～3分钟。

擦八髎穴

**温馨提示**

勿使患儿白天玩耍过度，逐渐养成自控的排尿习惯。白天可饮水，晚餐不进稀饭、汤水，睡前尽量不喝水，中药汤剂也不要在晚间服。消除紧张心理，积极配合治疗。

第六章 小儿病的按摩

181

# 小儿积滞

　　小儿积滞即为功能性消化不良症，中医认为，是因小儿内伤乳食、停聚不化、气滞不行所形成的一种胃肠疾患，以不思乳食、食而不化、脘腹胀满、大便酸臭不调等为特征。积滞可单独出现，也可夹杂于感冒、肺炎、疳证等其他疾病之中，预后大多良好。

大肠经

脾经

板门

内八卦

天枢

四横纹

脾经、大肠经、板门、四横纹、内八卦、天枢等穴位及腹部。

按摩方法

步骤 **1**

揉板门3～5分钟，补脾经、清大肠经等各300～500次。

揉板门

步骤 **2**

掐揉四横纹100～300次，运内八卦100～300次。

运内八卦

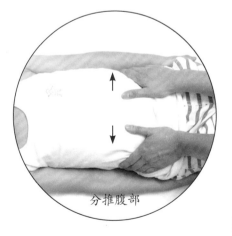

步骤 **3**

分推腹部50～100次，按揉天枢穴1～3分钟。

分推腹部

第六章　小儿病的按摩

小儿积滞患者应暂时控制饮食，待积滞消除后，逐渐恢复正常饮食，愈后注意饮食调护，不可过饱。

# 小儿腹痛

腹痛是以胃脘以下、脐周及耻骨以上部位疼痛为主要症状，是小儿时期常见的一种病证，本病可发生于任何年龄及季节，可由多种疾病引起。本文主要是针对腹部受寒引起的腹部绞痛的治疗方法。

脾经、外劳宫、一窝风、三关、肚角等穴及腹部。

按摩方法

步骤 **1**

补脾经300～500次，揉外劳宫3～5分钟。

揉外劳宫

步骤 **2**

揉一窝风3～5分钟，由腕向肘方向直推三关100～300次。

揉一窝风

步骤 **3**

顺时针摩腹3～5分钟，拿肚角一～3分钟。

摩腹

**温馨提示**

　　腹痛持续不减或渐加剧者，应及时送诊采取有效治疗措施。平时注意小儿的腹部保暖，避免寒邪入腹，注意饮食调护。

第六章　小儿病的按摩

185

# 小儿便秘

便秘是指大便秘结不通，排便间隔时间延长，或不延时而排便困难的一种病证，它是儿科常见的病证，一年四季均可发病。本病更是引发小儿发热、咳嗽、疳证等多种疾病的主要诱因之一，须予以重视。

◀大肠经▶

◀内八卦▶

◀天枢▶

◀六腑▶

◀七节骨▶

◀足三里▶

◀阳池▶

大肠经、内八卦、阳池、六腑、天枢、七节骨、足三里等穴及胁肋部。

**按摩方法**

退六腑

**步骤 1**

清大肠经300～500次，运内八卦100～300次，退六腑（由肘向腕方向直推）各100～500次。

揉足三里穴

**步骤 2**

揉阳池、天枢、足三里等穴各3～5分钟。

擦摩胁肋

**步骤 3**

摩腹、擦摩胁肋3～5分钟，向下推七节骨100～500次。

要使小儿养成按时排便的习惯，宜多食富含纤维素的蔬菜，避免过食辛辣、凉茶及冷饮等易伤脾胃的食物。

第六章　小儿病的按摩

# 第十四节 小儿夜啼

本病多见于婴幼儿，是指经常入夜则啼哭不安，或每夜定时啼哭，甚至通宵达旦，而白天又如常者，故称夜啼。现代医学认为，小儿神经系统发育尚未完备，可能因一些疾病及某些外界刺激（如惊吓、过度兴奋等）导致神经功能调节紊乱而造成本病的发生。

【百会】
【囟门】
【天门】
【肝经】
【心经】
【大肠经】
【脾经】
【小天心】

天门、囟门、小天心、心经、肝经、脾经、大肠经、百会等穴。

按摩方法

开天门

**步骤 1**

开天门30～50次，即用拇指自下而上交替直推；掌摩囟门3～5分钟。

**步骤 2**

捣小天心10～30次，清心经、清肝经、补脾经、补大肠经等各300～500次。

补大肠经

**步骤 3**

按揉百会穴3～5分钟，捏脊5～7次。

捏脊

**温馨提示**

平时要注意小儿的防寒保暖，但勿衣被过暖。孕妇及乳母不可过食寒凉及辛辣热性食物，注意保持周围环境安静，勿使小儿受惊吓，养成良好的睡眠习惯。婴儿啼哭不止，要注意寻找原因，排除饥饿、过饱、闷热、寒冷、虫咬、尿布浸渍、衣被刺激等原因后，要进一步做检查，以尽早明确诊断。

# 小儿疳证

　　中医认为，疳证是由于喂养不当，或多种疾病影响，导致脾胃功能受损，气液耗伤而形成的慢性病证。小儿疳证以形体消瘦、面黄发枯、肚腹胀大、青筋暴露、饮食异常、精神萎靡或烦躁为特征。本节内容为疳证初起阶段的疳气的治法。

脾经

板门

内八卦

足三里

脾经、板门、内八卦、足三里等穴及腹部与脊柱。

按摩方法

运内八卦

步骤 **1**

补脾经300~500次，揉板门3~5分钟，运内八卦100~300次。

捏脊

步骤 **2**

摩腹3~5分钟，捏脊5~7次。

揉足三里穴

步骤 **3**

揉足三里穴3~5分钟。

第六章 小儿病的按摩9

厌食、腹胀者，加揉中脘、脾俞、胃俞等穴及分推腹阴阳；烦躁易哭、夜卧不宁者，加清肝经、清心经、按揉小天心；大便干结者，加清大肠经、揉天枢穴；大便稀溏者加揉脐。

## 第十六节 小儿痢疾

痢疾的小儿发病率远较成人为高，一年四季均可发病，但多流行于夏、秋季节。中医认为，其多因饮食不洁、湿热蕴伏肠胃，或复感风寒暑湿、天行热毒所致，表现为发热、腹痛、腹泻、里急后重、脓血样便等症。本节内容主治湿热痢疾。

肺经

大肠经

脾经

内八卦

六腑

天河水

七节骨

小肠经

精准取穴巧按摩——改善一身痛

192

脾经、大肠经、小肠经、肺经、内八卦、天河水、六腑、七节骨等穴及腹部。

按摩方法

步骤1

清脾经、清大肠经、清小肠经、清肺经等各300~500次。

清肺经

步骤2

运内八卦100~300次，清天河水（由腕向肘方向直推）、退六腑（由肘向腕方向直推）各100~500次。

清天河水

步骤3

分推腹部50~100次，向下直推七节骨100~300次。

分推腹部

第六章 小儿病的按摩

痢疾是小儿常见的肠道传染病，多因吃了带有痢疾杆菌的食物或饮料而引起，所以预防细菌性痢疾的发生必须注意饮食卫生。注意食品必须新鲜，不吃变质、腐烂、过夜的食物，熟食和生食在冰箱中不能存放过久，熟食应再次加热，生吃的食品及水果要清洗干净。

第七章
日常保健
按摩

# 头面部的保健按摩

头部的自我保健按摩具有健脑宁神、开窍镇痛、聪耳明目的功效，对头晕、耳鸣、神经衰弱、失眠、头痛等症有较好的保健治疗作用。

## 指叩头部

双手五指自然弯曲成钩状，手指之间自然分开，双手交替从头的前发际处点叩至后发际处，反复点叩3~5遍。其作用和防治的疾病与点按风池穴相同。

## 按风池

用双手示指螺纹面分别点按两侧风池穴20次左右，以有酸痛感为宜。该手法有醒脑开窍的作用，可防治头痛、目眩、目赤肿痛、耳鸣、脑卒中、颈项强痛等病证。

## 分抹前额

以双手示指屈曲成弓状，用第二指节的桡侧面从前额正中向两侧分抹至鬓角发际处，共做20次。该手法有醒脑安神、润泽额部皮肤、增强额部皮肤的张力、防止额前出现皱纹的作用，常用于美容和防治头痛、头晕、失眠等病证。

## 揉四白

用两手的拇指螺纹面分别揉两侧的四白穴20次，以酸胀为度。该手法可用来防治目赤痛痒、眼睑眴动、目翳等病证。

## 按攒竹

用两手的拇指指端对置于两眉的眉头攒竹穴处，稍用力向下按30次，以酸胀为度。该手法有醒脑明目、疏风清热的作用，常用来防治头痛、头晕和各种眼病。

## 揉太阳

用两手的拇指分别揉两侧的太阳穴共30次，以酸胀为度。该手法常用于防治各种头痛、头晕、眼病、感冒等病证。另外，还可增强眼外角皮肤的张力，防止和减缓眼外角出现皱纹。

## 搓手浴面

先将两手搓热，然后两手掌心紧贴前额，用力由上向下擦到下颌为止，反复操作10次。该手法有清利头目、润泽皮肤的作用，可使面色红润、面部皮肤柔嫩，常用来防治面瘫、面部容颜衰老等症。

### 🐉 捏拉耳垂儿

用两手的拇指和示指分别捏住两耳的耳垂儿，先捏10次后，再稍用力向下牵拉10次。该手法有开窍益聪、泻肝明目、滋肾降火的作用，常用于防治目赤肿痛、耳鸣、耳聋、耳痒等病证。

### 🐉 揉捏耳部

以拇指、示指分别置于耳郭前后，自耳尖起沿耳轮揉捏至耳垂儿止，反复揉捏3～5遍。该手法有开窍益聪、强身健体的作用，常用于防治耳聋、耳鸣、头晕、脑涨等病证。

### 🐉 揉颊车

坐位或仰卧位，两手的示指和中指并拢，分别揉两侧颊车穴30次，以酸胀为度。该手法常用于防治牙痛、口眼㖞斜、颊肿、口噤不语等病证。

# 胸腹部的保健按摩

胸腹部的保健按摩是通过某些穴位或部位上的按摩，从而达到宽胸理气、健脾和胃、通调肠腑的保健养生作用，可以防治胸闷、胸痛、心悸、咳嗽、哮喘、呃逆、腹胀、腹痛、恶心、呕吐、纳呆、便秘、腹泻等病证。

## 擦胁肋骨

以两手掌根紧贴两侧胁肋部，做前后往返的快速擦动，以透热为度。该手法有疏肝解郁的作用，对肝气郁结者有较好的防治效果。

## 掌推腹部

以一手掌根置于剑突下，由上向下经胃脘部推动至脐下关元穴止，反复操作20次。该手法常用于防治腹胀、消化不良、食欲缺乏等症和腹部减肥。

## 🐉 指点天突

坐位或仰卧位，以拇指的指端置于天突穴处，沿气管的方向向下点按10次，点按时局部有酸胀感，并沿气管向下放散。该手法可通调气道、清热平喘。常用于防治咳嗽、喘促、胸痛、咽喉肿痛、梅核气等病证。

## 🐉 分摩腹部

坐位或仰卧位，以两手四指分别置于剑突下，自内向外下方沿季肋下缘分摩20次。该手法有疏肝解郁、健脾和胃的作用，常用于防治胸闷、胁胀、嗳气、善太息、腹胀、食欲缺乏、消化不良等病证。

## 🐉 按膻中

用右手或左手的中指按膻中穴20次。该手法有宽胸解郁、行气活血的作用，常用于治疗胸闷、胸痛、咳嗽、气喘、心悸等病证。

### 揉中脘

用一手的示指、中指的螺纹面揉中脘穴，用力要柔和，顺时针方向旋转揉动1分钟。该手法有健脾和胃的作用，常用于防治腹胀、腹泻、胃痛、呕吐等病证。

### 揉脐部

双手叠掌，以一手掌心置于脐部，顺时针或逆时针方向旋转揉动1分钟，用力要柔和。该手法常用于防治腹泻、腹痛、消化不良、脱肛等病证。

### 按天枢

以一手拇指的螺纹面置于腹部脐旁的天枢穴，用力按1分钟，然后换对侧。指按用力要由轻到重，以能忍受为度，两指用力要均匀一致。该手法有理气健脾、涩肠止痛的作用，常用于防治腹胀、肠鸣、腹泻、月经不调等病证。

# 腰部的保健按摩

经常进行腰部按摩，不仅可以起到疏经通络、益气升阳、祛寒止痛、调节体内脏腑的功效，还可以帮助胃肠蠕动、增强食欲、促进对营养物质的消化吸收，并激活机体的免疫力，提高人体对疾病的抵抗力。

### 揉肾俞

用两手的拇指紧按腰部肾俞穴做旋转揉1分钟，以酸胀为度。该手法常用于防治遗尿、遗精、阳痿、月经不调、带下、腰痛、耳鸣、耳聋等病证。

### 叩击腰骶

手握空拳，轻轻叩击腰骶部10次。该手法的作用和防治的疾病同横摩腰骶法。

### 横摩腰骶

以一手手掌掌面置于同侧髂后上棘上方，呈横行摩动至对侧，反复操作10次，该手法有引火归元、壮腰安神的作用，对腰骶部疼痛、腰骶关节炎、遗尿、阳痿、早泄、遗精、月经不调、白带增多、前列腺炎、头晕、失眠、痔疮有防治效果。

精准取穴巧按摩——改善一身痛

# 上肢的保健按摩

上肢部位为手三阴经、手三阳经等六条经脉的走行要道，是内连脏腑、外络肢节的重要部位。按摩上肢相应部位有疏通上肢经脉、调和气血功骸的作用，对心血管系统、呼吸系统疾病及上肢病痛有良效。

## 按内关、外关

以拇、示指指端分别置于另一侧前臂的内关、外关穴，对合按20次，以酸胀为度，然后换对侧。该手法具有温通经络、镇静安神的作用，常用于防治腕关节损伤、心悸、胸闷、胸痛、胃痛、腹痛、失眠、多梦等病证。

## 揉神门

以一手拇指的螺纹面揉另一手的神门穴20次，以酸胀为度，然后换对侧。该手法对心烦、心悸、失眠、健忘、胸胁痛等病证有一定的防治效果。

第七章　日常保健按摩

### 🐉 提拿肩部

用一手的五指提拿对侧肩臂部肌肉20次，然后换对侧。该手法具有温通经络、松解粘连的作用，常用来防治肩关节粘连、肩关节活动障碍、肩部肌肉萎缩等病证。

### 🐉 揉肩井

用一手拇指的螺纹面用力揉对侧的肩井穴30次，用力要柔和，以酸胀为度，然后换对侧。该手法常用于防治头项强痛、肩背疼痛、上肢不遂、乳痈、乳汁不下等病证。

### 🐉 揉肩髃

用一手中指的螺纹面紧贴另一侧的肩髃穴，用力持续揉30次，以酸胀为度，然后换对侧。该手法常用于防治肩臂挛痛不遂。

### 🐉 捻动手指

用一手的拇、示二指螺纹面捏住另一手的手指，由近端向远端捻动，从拇指到小指，依次进行，反复操作6遍，然后换对侧。该手法具有疏通经络、滑利关节的作用，常用于防治类风湿性关节炎、指间关节扭挫伤、屈指肌腱腱鞘炎等病证。

# 下肢的保健按摩

下肢部位为足三阴经、足三阳经等经脉的走行要道。按摩下肢可起到活血理气、舒筋通络、调理脾胃的作用。

## 揉足三里

用一手的拇指螺纹面揉同侧下肢的足三里穴30次，以酸胀为度，然后换对侧。该法可补脾和胃、调和气血，对下肢痹痛、胃痛、呕吐、腹泻、腹胀、便秘等病证有一定的防治效果。

## 揉三阴交

用一手的拇指揉同侧的三阴交穴20次，以酸胀为度，然后换对侧。此法有活血化瘀、通经止痛的作用，常用于防治下肢痿痹、月经不调、带下、不孕、遗精等病证。

## 擦涌泉

将一侧下肢的小腿放在另一侧的膝关节上，用小鱼际紧贴足心，快速用力擦，以发热为度，两足交替进行。该法有滋阴降火、镇静安神的作用，常用于防治心悸、失眠多梦、五心烦热、头痛、头昏、咽喉肿痛、便秘等病证。

第七章 日常保健按摩 9

### 🐲 提拿小腿后侧

用一手的拇指和其余四肢相对提拿小腿的腓肠肌，自上而下反复操作10次，以有酸胀感为度，然后换对侧。该手法有舒筋活络、解痉止痛、通利三焦、调和气血的作用，常用于防治小腿腓肠肌痉挛、坐骨神经痛、脘腹胀痛、痛经、月经不调等症。

### 🐲 拍击下肢

用双手掌根或虚掌相对用力，从上到下交替拍击下肢，在每侧下肢反复操作5次，做完一侧再做另一侧或两侧同时进行。该手法有舒筋通络、消除疲劳的作用，常用于防治风湿酸痛、肌肉紧张或痉挛、肢体疲劳等症。

### 🐲 按揉委中

屈膝屈髋，用一手拇指指腹按揉一侧膝部的委中穴20次，以局部有酸胀感为度，然后做对侧。该法可舒筋活络、强健腰膝，对下肢痿痹、腰痛、腹痛、吐泻、小便不利、遗尿等病证有一定的防治效果。